Projeto gráfico: Newton Montenegro de Lima
Montagem: A. Benício Biz
Revisão: Damião Damasceno
Primeira edição: julho de 1984
Décima edição revista e atualizada: fevereiro de 1996
Capa redesenhada por César Lobo
Revisão: Maria de Fátima Barbosa
Impressão e acabamento: Editora Lidador

Uma publicação da
CorreCotia
www.correcotia.com
soniahirsch@correcotia.com
Caixa Postal 7505
20241-970 Rio de Janeiro
(21) 2509-0450, 2509-0859

12ª tiragem: fevereiro de 2002

SEM *açúcar* COM *afeto*

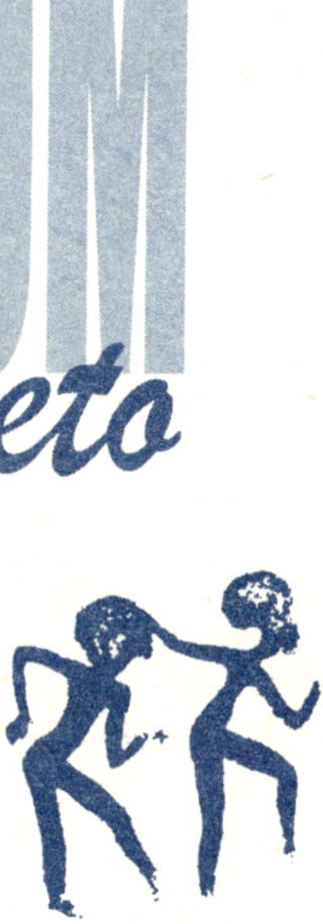

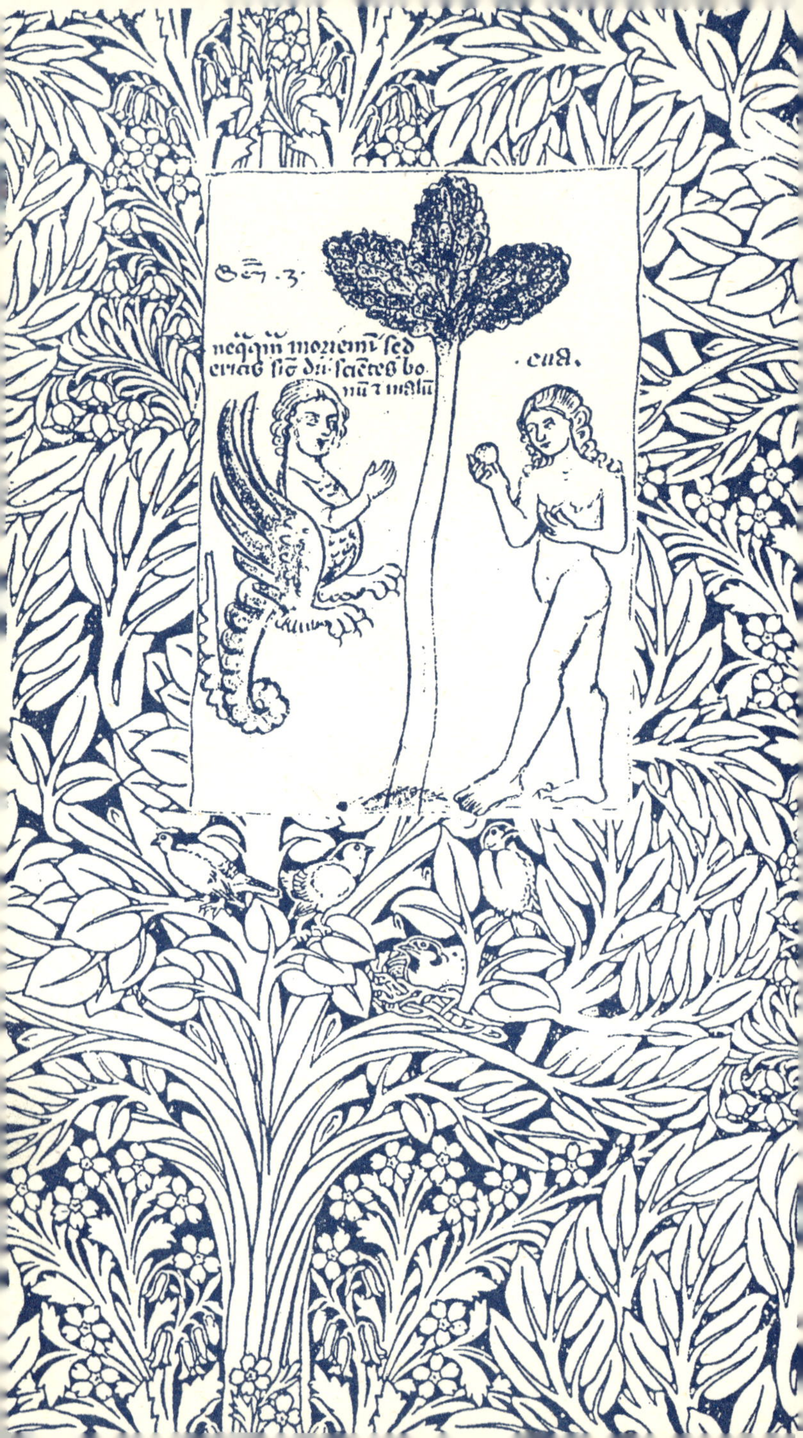
Gen. 3.
neqq̄ȝ moriemini sed
eritis sic̄ dii sciētes bo
nū ⁊ malū
eua.

Lenda, é? Pois sim. Contam que o Diabo ficou doente de inveja quando deus criou Adão e Eva, seus seres mais perfeitos, e decidiu se vingar. Destruindo-os, é claro. Mas tinha que ser lentamente, de um jeito bem sutil, bem inocente, pra ninguém desconfiar; e com alguma coisa muito gostosa.

Inventou o açúcar. E foi logo espalhando um pouco na terra, de forma que muitos de seus rebentos passaram a ter um gostinho bem doce.

É aí que tem origem o episódio da maçã. Fosse um jiló e ainda estaríamos no Paraíso, mas qual: era doce a maçã.

E Eva não só seduziu Adão como ensinou a ele o caminho das macieiras, então os dois não faziam mais nada o dia inteiro, só comiam maçã.

Deus, que naqueles tempos ainda era meio sujeito a crises de mau humor, ficou danado. Falou, explicou lá do jeito *dele que o amargor da vida é que era o quente, depois esbravejou, chegou a proibir a coisa, não conseguiu nada e acabou expulsando os dois do Paraíso.*

Eles foram embora tristes que só vendo. Andaram, andaram e finalmente chegaram à Índia, embora também pudesse ser o Egito, e armaram um ranchinho ao lado de um canavial.

Claro que o Diabo, esse imoral, estava por trás de tudo; um dia se disfarçou de pedra e esmagou uma vara de cana de um modo que o suco foi espirrar bem na boca de Adão.

Cana, pra que te quero? Virava caldo, o caldo secava, sobravam umas pedras doces no fundo. Às vezes ficavam cheias de formiga e Adão reclamava um pouco, mas comia do mesmo jeito. Às vezes comia tanto que chegava em casa meio torto e Eva resmungava um bocado, lembrando nessas horas de Deus e achando que ali tinha coisa.

Deus? Tudo via e tudo sabia, só que tinha decidido deixar o barco correr.

Não dera a eles o precioso bem da inteligência? Pois que se virassem.

— Oh, Senhor! — protestavam os anjos. — Mas assim vai ficar tudo do jeito que o Diabo gosta!

Deus, nem te ligo. Parecia surdo. Mesmo porque andava muito ocupado planejando a era de Peixes, por coincidência esta que está terminando agora, e que é curiosamente simbolizada por um bicho que morre pela boca.

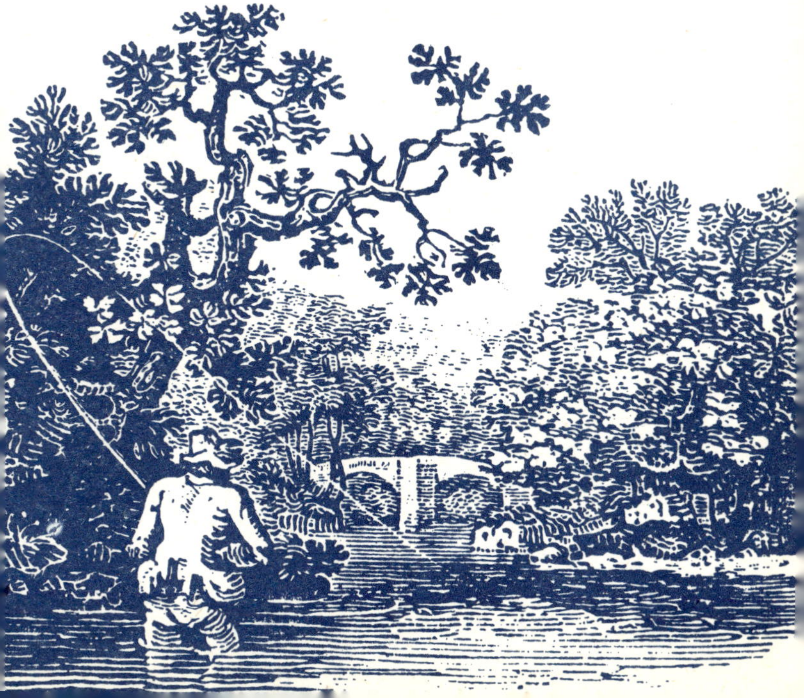

— Terra à vistaaa! — grita o marujo lá do alto da gávea.

— Ó Manoel, traz as mudinhas de cana! — grita o comandante lá pro fundo do porão.

Andavam com elas a bordo, os portugueses, por volta de 1500. O açúcar importado do Oriente era a droga mais cara e cobiçada da Europa. Tinham que encontrar outros solos tropicais para plantá-la. Aí descobriram a América.

Só que era preciso preparar a terra, plantar, limpar, cortar, moer, arre. Coisa demais para europeus encalorados. Onde era mesmo que tinha um povo capaz de dar esse duro sem se acabar? Como? Logo ali, na África?

Ora, pois. Foi assim, com os africanos, que os europeus fizeram a América.

Alcova, gemidos e sussurros, frufru de lençóis de seda. De repente um suspiro:

— Ah...

— Que foi?

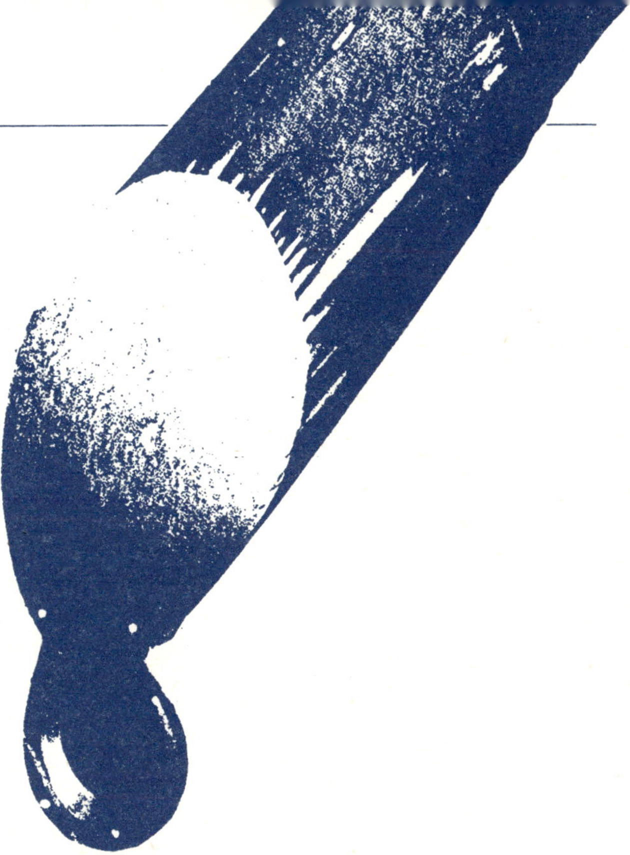

— *Eu queria mais um tiquinho...*

— *Quê? Você tá ficando viciada!*

— *Ah, bem, só mais um pouquinho... Uma fileirinha de nada... Dá? Só mais uminha, queridinho... Juro... É tão bom...*

— *Tá bem, tá bem, mas é a última desta semana, entendeu?*

— *Claro, meu amor... Dá logo!!!*

Era droga mesmo,

como a cocaína é hoje: uma coisa refinada até mais não poder, que vai direto para o sangue e causa uma série de alterações físicas e mentais no consumidor.

Alguém duvida de que açúcar dá barato? Olha só os não-alimentos que a gente ingere por puro prazer: álcool, café, fumaça de tabaco e de outras ervas, chá, cheiro de perfume, ar puro da montanha, todos eles dão barato. Uns estimulam, outros acalmam, alguns aumentam a percepção. Açúcar dá uma certa bobeira mental, cientificamente explicada pelo encontro da insulina com um aminoácido chamado triptofano que é rapidamente convertido no cérebro em serotonina, um tranqüilizante natural. Madame está nervosa?, dá água com açúcar pra ela que passa. Ou não é?

Na Índia, alguns séculos antes de Cristo, os médicos usavam o açúcar como remédio, provavelmente porque ele gera calor e conduz muito rapidamente ao sangue as

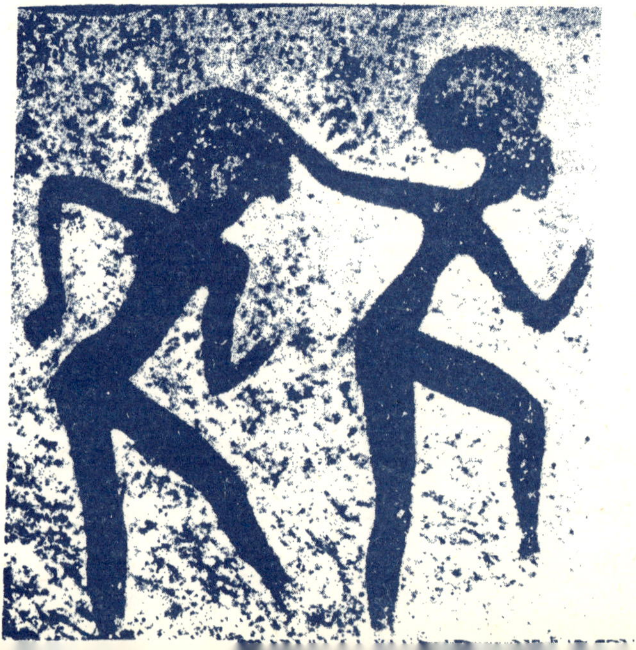

substâncias medicinais às quais é adicionado. Mas naquele tempo o refino da cana ainda era artesanal. Foi só pelo ano 600 que os persas bolaram a rapadura, que podia ser facilmente transportada, e aí começou o tráfico.

Na Europa não tinha açúcar, era tudo importado do Oriente e custava uma fortuna, de modo que só os nobres podiam comprar. Os pobres se contentavam com o mel e as frutas, frescas ou secas como as passas, tâmaras, figos, ameixas. Nada de drogas para os pobres. Os ricos, em compensação, mandavam navios e mais navios para o Oriente em busca de seda, metais preciosos e especiarias. Especialmente açúcar.

Em 1450 os portugueses e suas grandes navegações já estavam ficando ricos com esse comércio. Nada mais natural, portanto, que em 1532 Martim Afonso de Souza instalasse em São Vicente o primeiro engenho de açúcar do Brasil. Movido a escravos, é claro — 20 milhões de africanos dançaram nessa brincadeira multinacional.

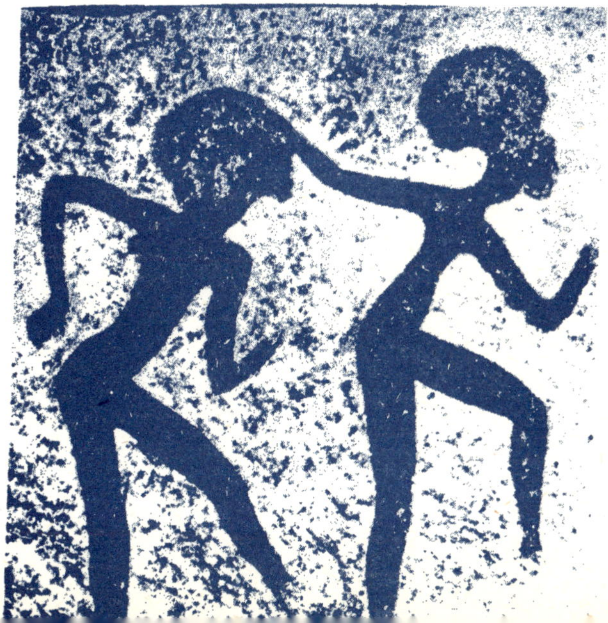

E eis que a Inglaterra se torna o maior freguês: em 1665 já importa 8 milhões de quilos de açúcar por ano. Foi o ano da terrível peste bubônica que, só em Londres, matou 30.000 pessoas que apresentavam inchações nas axilas e nas virilhas. E ninguém desconfiou da relação entre a nova doença e o espantoso consumo de açúcar — que, como se sabe, predispõe o corpo a infecções? Desconfiou, mas ficou calado. Afinal, o poder econômico britânico estava florescendo no açucareiro e seria crime de lesa-majestade insinuar que a Coroa enriquecia à custa de um vício pernicioso, não é mesmo?

Cem anos mais tarde as importações inglesas se multiplicavam para 60 milhões de quilos por ano.

A vizinha França, onde tudo sempre foi muito fino, tinha técnicas excepcionais para refinar o açúcar bruto trazido pelos navios das nações amigas, de modo que no século XVIII essa era sua exportação mais rendosa. Aí Napoleão resolveu começar a fazer guerras. Ah, é?, disse a Inglaterra, e revidou com um bloqueio naval que impedia o açúcar bruto de chegar à França. Teve gente adorando: seria a queda de Napoleão e a saúde do povo francês. Mas o tiro saiu pela culatra, pois apareceu um cientista chamado Benjamin Delessert que conseguiu, soai trombetas!, extrair o açúcar da beterraba. Bravo! Napoleão lhe espetou no peito a Legião de Honra, mandou o povo plantar beterrabas, e em apenas um ano a França produzia 4 milhões de quilos dessa coisadoida chamada açúcar.

É nessa altura que os americanos do norte, last but not least, entram para o clube. Inventam o motor a vapor, a panela de pressão e um método revolucionário de produzir carvão com ossos de animais; isso tudo junto permitiu jogar no mercado um açúcar não só mais branco como também mais barato. Com sotaque latino e mão-de-obra escrava, já que 90% da cana vinham de Cuba. Não há registro, mas o lema devia ser "Açúcar Para Todos", pois em 1893 os norte-americanos consumiram sozinhos mais açúcar do que o mundo inteiro refinou em 1865.

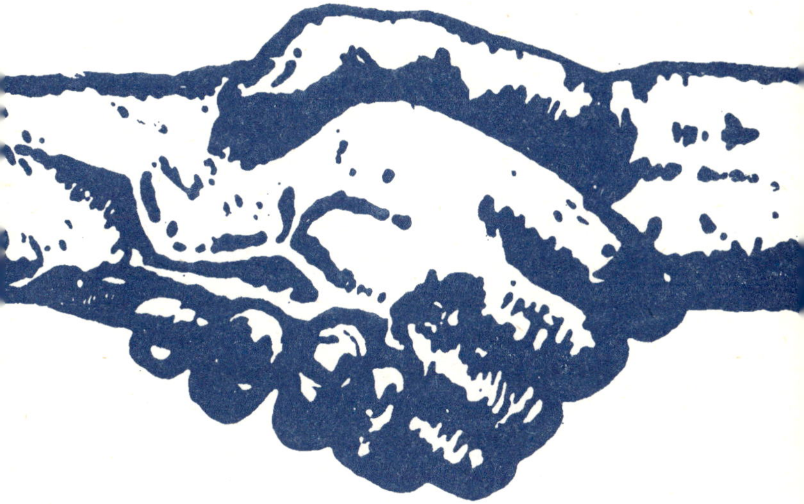

E ninguém dizia nada?

Dizia.

Desde 1600 as autoridades inglesas sabiam que boa coisa não era, tanto que proibiram severamente o uso do açúcar para apressar a fermentação da cerveja. Em 1792 os melhores cientistas da Europa fundaram uma sociedade anti-sacarita. Em 1912 o Dr. Robert Boesler, dentista norte-americano, escrevia que "a moderna fabricação do açúcar nos trouxe doenças inteiramente novas. O açúcar comercial nada mais é do que um ácido cristalizado. No passado seu preço era tão alto que apenas os ricos podiam utilizá-lo, então ele não provocava, do ponto de vista da economia nacional, nenhuma conseqüência. Mas hoje seu preço baixo está provocando a degeneração nos seres humanos e é hora de insistir num esclarecimento geral. A perda de energia provocada pelo consumo de açúcar no século passado e na primeira década deste não poderá ser reposta, tendo já deixado sua marca na raça humana. Por milhares de anos o álcool tem sido usado sem causar degeneração de toda uma raça. O álcool não contém ácidos destrutivos. Mas aquilo que foi destruído pelo açúcar está perdido e não pode ser recuperado".

Tadinho do Dr. Boesler, deve ter morrido arrancando os cabelos, porque nessa época a grande moda americana era lançar coisas doces no mercado, inclusive a coca-cola. Que originalmente era um xarope à base de cocaína, noz de cola e açúcar, indicado contra dor de cabeça, vejam só. Se cocaína podia, por que não poderia açúcar?

Mas os médicos, farmacêuticos e paladinos da saúde em geral estavam preocupados, sim: com uma nova doença mortal chamada diabetes mellitus, que fazia as pessoas

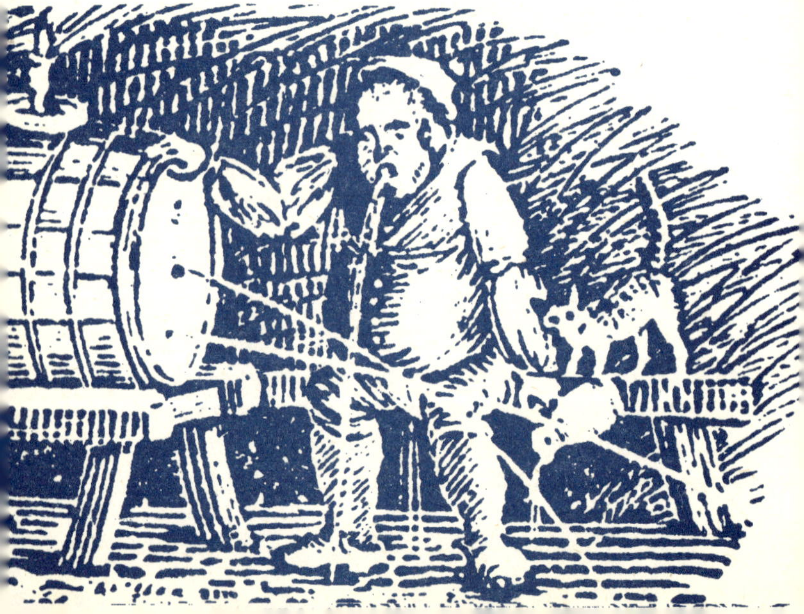

eliminarem açúcar pela urina, ou seja, vazarem pelo ladrão. Não faltou quem financiasse pesquisas. Finalmente descobriram o x da questão: era o pâncreas das pessoas afetadas, esse incompetente, que produzia quantidades insuficientes de um hormônio chamado insulina. Palmas para o Dr. Frederick Banting, que em 1923 ganha o Prêmio Nobel por inventar um jeito de extrair insulina do pâncreas de animais mortos para injetar na veia dos animais vivos! Sinal verde para todos comerem açúcar sem medo! E adiantou ele avisar, desesperado, que insulina não cura e que o único meio de vencer a diabete é "parar com essa perigosa embriaguez de açúcar"? Nada. Cada vez apareciam mais pessoas diabéticas, clientes extremamente lucrativos para a indústria farmacêutica. Como se vê, o açúcar era um bom negócio para todos.

E melhor ainda durante a Lei Seca, quando passou a ser ilegal beber álcool nos Estados Unidos e o consumo de açúcar subiu às alturas.

Em 1996 existem oficialmente 10 milhões de diabéticos no Brasil (eram 6,5 em 1984, na primeira edição deste livro). Morrem 400.000 por ano nos Estados Unidos. A diabete é a terceira doença que mais mata, depois do câncer e das doenças cardíacas. Das crianças que nascem agora, uma em cada cinco vai ser diabética; e entre jovens e adultos, três em cada cinco têm hipoglicemia — estágio pré-diabético em que o pâncreas produz insulina demais em resposta ao açúcar ingerido.

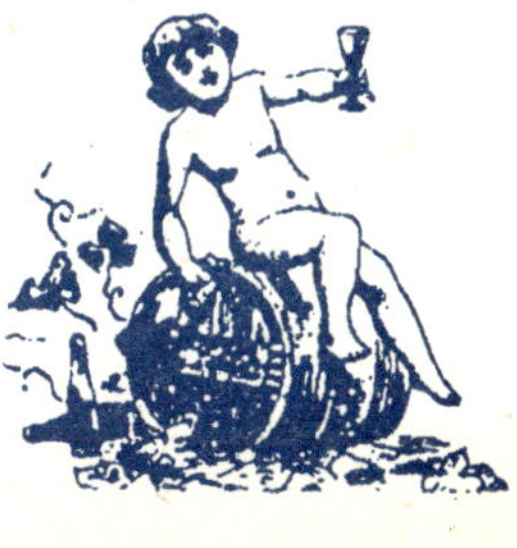

Em comparação a uma pessoa sadia, o diabético tem 25 vezes mais chance de ficar cego, 17 vezes mais problemas renais, 40 vezes mais tendência a gangrenas e amputações, 2 vezes mais propensão a problemas coronários.

Os efeitos menores do açúcar podem ser enxaquecas, gastrite, pressão descontrolada, fadiga, acidez, gengivas sangrando, impotência, infecções crônicas, glaucoma, catarata, descolamento da retina, cegueira, obesidade, problemas intestinais, disfunções hormonais, hemorróidas, cáries, dificuldade de concentração e aprendizado, ansiedade, depressão, neuroses. Fora as infelicidades sem diagnóstico.

— Mas não se pode viver completamente sem açúcar! — protesta alguém no meio da multidão perplexa.

Verdade. E mais que verdade, não se pode absolutamente viver sem açúcar.

Mas seguramente não se trata de açúcar refinado, esse cristal de sacarose 99% pura; não se pode viver é sem glicose, um tipo de açúcar produzido pelo organismo a partir de quase tudo o que a gente come — cereais, legumes, verduras. Esse é o que dá energia. É todinho preparado pelo aparelho digestivo para esse fim. Sem ele a gente não anda, não pensa, não funciona. Já com açúcar refinado, que nos rouba minerais e vitaminas, afeta o sistema nervoso e altera todas as funções físicas e mentais, a gente anda, a gente pensa, a gente funciona — mal.

1996, Brasil.

Rodoviária do interior de Minas. Você pede um café amargo, não tem; já vem doce. Barraca de baiana em Salvador, mingaus pra tomar de manhã, algum de sal? Imagina. Lanchonete em Fortaleza, um suco de manga, delícia da região. Já vem com açúcar. São Paulo, o pão francês mais gostoso do Brasil. Também com açúcar. Qualquer conserva comercial leva açúcar, até os picles. Biscoitos cream crackers "integrais" levam açúcar, tá lá no rótulo. Cereais matinais levam açúcar "demerara", que é açúcar do mesmo jeito.

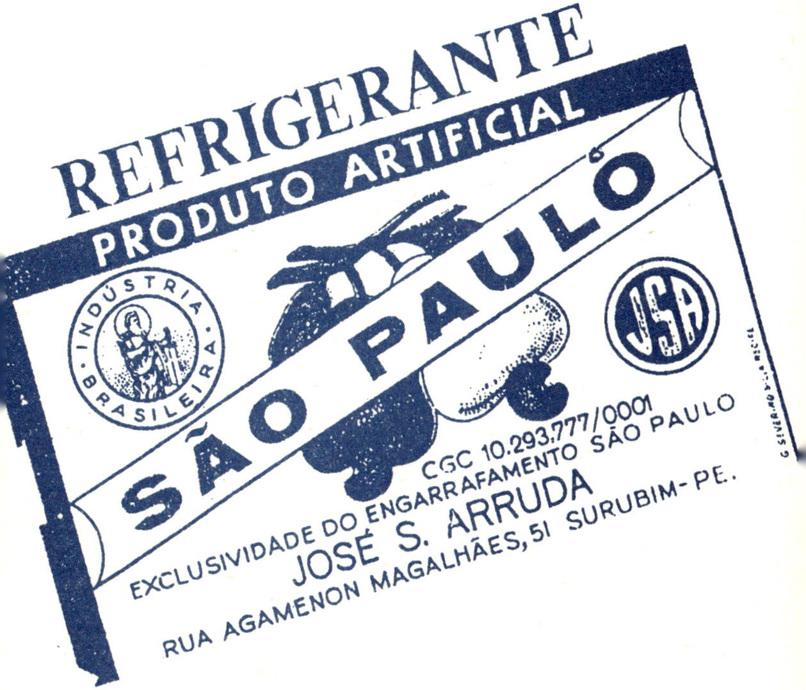

Os refrigerantes são 25% açúcar, a cerveja quase isso. O tabaco do cigarro que a gente fuma é curtido com açúcar. A tevê diz que chocolate é gostoso e alimenta, então você agradece à Santa Nestlé por poder se alimentar com gordura e açúcar. Danoninho vale por um bifinho; só que bifinho não tem açúcar.

Catchup leva açúcar. Carnes defumadas levam açúcar. Pasta de dente leva açúcar. Drágeas de vitaminas levam açúcar.

Uma pessoa comum come 150 gramas de açúcar por dia. Pobre toma água com açúcar pra enganar a fome — e engana, porque a reação ácida do estômago ao açúcar é tão forte que ele fica paralisado, pára de se contrair de fome. E pasmem, naturalistas que se esforçam heroicamente para acostumar o paladar ao açúcar mascavo: ele deveria ser um açúcar cru, melado cristalizado, mas infelizmente a maior parte do que se encontra por aí é açúcar branco com 10 a 15% de melado misturado pra ficar marrom.

Tenho um amigo que come muito açúcar. Um dia perguntei a ele se já tinha ouvido falar no Sugar Blues, do William Dufty, um livro sobre açúcar completamente radical. Ele disse que já. "Mas não quero ler, não", explicou. "É uma porrada muito forte. Eu adoro tudo que é doce, bala, porcaria. No cinema gasto mais com os bombons do que com a entrada. Em casa, quando não tem um doce na geladeira eu fico louco. Já saí altas madrugadas rodando pela cidade atrás de um pudim de leite. Agora: se eu leio um livro desse, tô perdido. Porque eu vou ficar sabendo que faz um mal danado, vou me sentir obrigado a tentar parar e a minha vida vai virar um inferno porque eu não vou conseguir. Pode crer. Não vou conseguir viver sem açúcar."

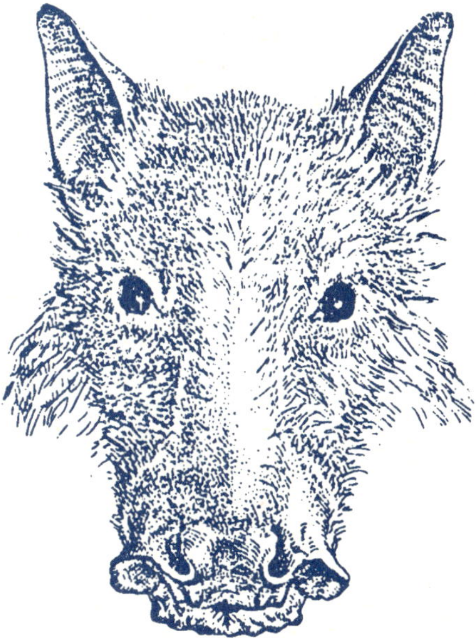

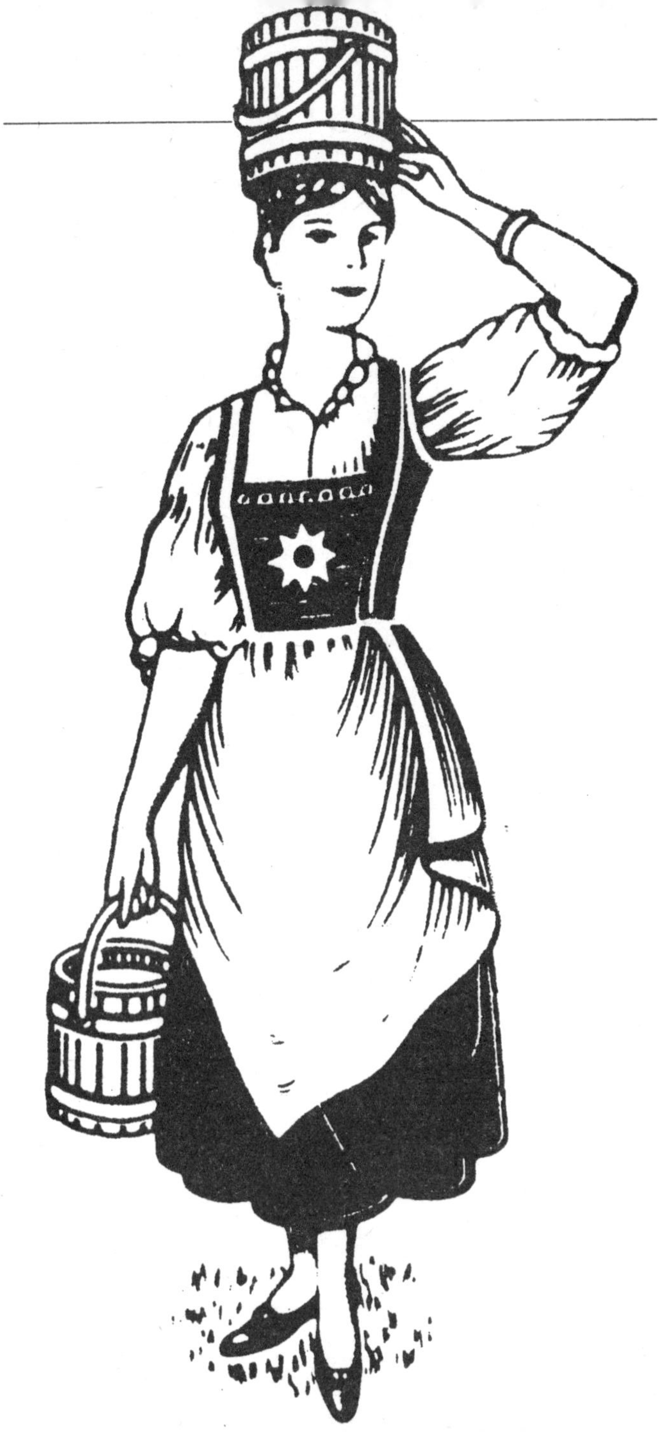

Comecei a me viciar aos 6 meses de idade, quando tomei a primeira mamadeira com açúcar. Depois foram as geléias, as sobremesas, as balas de leite da Kopenhagen, as caixas de Língua de Gato, os tabletes de Diamante Negro, os Bacci e por aí afora.

Mamãe tinha sempre um chocolate na bolsa. Me levava pra comprar sapatos e de quebra eu ganhava balas de alcaçuz e pedras de açúcar-cande.

Mas quem me aplicou na grande doçura da vida, aquela incomparável, capaz de satisfazer ao âmago do meu insaciável desejo, foi meu irmão: dois furinhos na lata de leite condensado, por um entra o ar, pelo outro a gente mama. Ai, Moça. Quando lembro que meu irmão morreu de uma complicação diabética, lúcido e sofrendo, aos 41 anos, penso em você.

Meu pai punha açúcar nas frutas antes mesmo de provar. "Mas, meu bem, o mamão já está doce!", dizia minha mãe. "Pois vai ficar mais doce, ué!", respondia ele, que a partir dos 70 anos teve que parar com isso porque, claro, diabético, etc.

Tomei gosto. Sempre guardava alguma coisa doce no quarto, na bolsa, na mesa da redação, no carro. Com 22 anos entrava numa doceira e comia seis delícias de uma vez — quindins, brigadeiros, cajuzinhos, fios de ovos, olho-de-sogra, mousse de chocolate, essas coisas. Pudim de clara, ai. Pastel de nata no Restaurante Leite, no Recife, *mmm! Torta de maçã com creme em Nova York, profiteroles na Brasserie Lipp de Paris, After Eight's em Londres, Bacci em Roma, não admira que sempre ficasse deprimida viajando.*

Programa de fim de semana: passar as tardes lendo e comendo bombons da Kopenhagen. Praia? Pelo menos dois picolés de coco e um de chocolate.

Pelo vade-mécum da Betty, que era minha melhor amiga e estudava psicologia, o meu caso era neurose maníaco-depressiva com traços esquizóides. Mas eu, no fundo, achava que era maluca mesmo, sem tirar nem pôr. Uma hora estava bem, de repente ficava muito mal; num momento os caminhos brilhavam claros e possíveis na minha cabeça, no outro já me sentia sem rumo, desprotegida e prestes a cair no choro.

Um dia tive um mega-ataque, pedi demissão do maravilhoso emprego e fui morar no sítio.

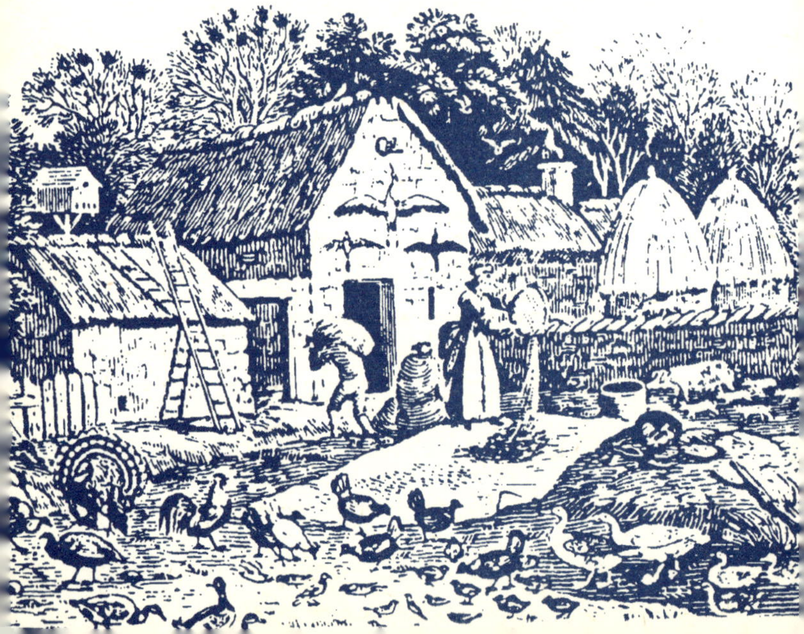

Ah, viver no campo! Bom que dói. A roça tem uma rotina própria que torna a vida mais ativa e relaxada ao mesmo tempo. Para mim foi a descoberta da cozinha. Pela primeira vez na vida eu assumia um lugar no fogão, já completamente dentro da alimentação natural. Fazia arroz integral, feijões, raízes, frutos, folhas, de vez em quando uma carne, um frango, um coelho. Mas ainda mamava na lata de leite condensado, bebia café com leite e rapadura, comia chocolates, melado, mel, geléia, caldo de cana — enfim, tentava tornar ainda mais doce a vida.

Um dia acordei me sentindo toda entorpecida. As juntas dos dedos grossas. Braços e pernas dormentes, formigando. A cabeça pesava, me sentia deprimida. Muito cansaço, muito calor, os olhos cheios de secreção, vontade de ficar na cama. Dormi de novo. Acordei mais deprimida ainda. Nas semanas seguintes não melhorei e achei até que ia morrer de um mal misterioso.

Misteriosamente, quem me salvou foi Pai José das Almas, preto-velho de um terreiro de umbanda que olhou para mim e disse: "Suncê tá pensando que tá miluca, filha? Mas não tá não, suncê tá é com o sangue doce. Suncê tem que pará com esse sucri. O branco, suncê esquece. O preto e o mel, só de vez em quando." E Vovó Catarina, ali do lado, de pito na boca: "Já tomou o chá da folha do jamelão, nega? Pruquê suncê não toma, nega? É bom, limpa o sangue de suncê..."

Simples, não? Resolvi pagar pra ver. Descobri que a medicina natural lê uma historinha na gente — olhos, rosto, pulsos, postura, cor, cheiro, vibrações. E eu sabia que minha compulsão com os doces precisava parar. Sabia que era um vício idiota. Estava na hora de tentar a virada mais interessante da minha vida.

No Sugar Blues li que a maior parte das pessoas pré-diabéticas não sabe que é. Isto porque a oscilação do nível de açúcar no sangue produz sintomas como alterações de humor, ansiedade, sensibilidade exagerada ao calor e ao frio, dor de cabeça, diminuição da imunidade e reações alérgicas fortíssimas — que médicos e/ou pacientes tratam com anti-histamínicos, calmantes, antidepressivos, analgésicos, cortisonas e ponto final. Sem um olhar sequer para o perfil alimentar das pessoas.

Temos uma necessidade profunda do sabor doce, que nutre todas as nossas células. Mas junto com ele precisamos também do salgado, do ácido, do amargo, do picante. Estes são os cinco sabores da vida, que estão em todas as dez mil coisas. A capacidade de reflexão tem a ver com o sabor doce. O excesso de sabor doce, bem como a deficiência, pode pôr tudo a perder: a reflexão cede ao desatino, a terra desmorona sob nossos pés; perdemos o contato com o centro e nossas questões ficam na periferia, atrapalhando, consumindo forças, confundindo as coisas, reduzindo a imunidade, desorganizando as reações.

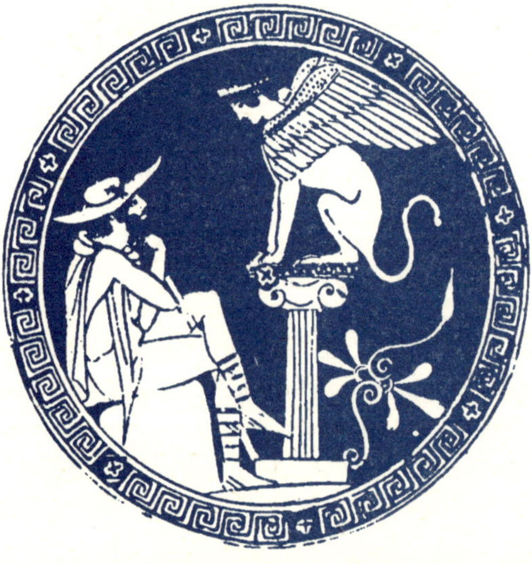

A lata de leite condensado ficou intacta na geladeira durante um ano, até ser jogada fora. Fácil? Nada. Tinha que tomar o chá de jamelão todo dia, fazer exercícios, prestar muita atenção ao que comia porque um queijo salgado, por exemplo, puxava a irresistível vontade de traçar um pacote inteiro de banana-passa — natural, mas ainda assim prejudicial pela quantidade.

Qualquer desbunde desse tipo me deixava frágil, vulnerável, sentimentalóide. Não sei se o problema maior era a comilança ou a culpa. Ou a falta de um equilíbrio mais estável entre todas as pequenas partes que compõem uma vida. Li muito sobre yin e yang, medicina natural, do-in, macrobiótica; entendi que deveria fazer para mim um projeto saudável. Acordar, respirar, massagear o corpo num roteiro de do-in, meditar, saltitar, comer papa de aveia com água de coco, cuidar da horta, olhar as galinhas, cozinhar, costurar, vagabundear — banho de cachoeira, subida de morro, passeio de bicicleta, olhar perdido em borboletas silvestres e folhas balançando ao vento...

Sofri diante das vitrines e em festinhas de criança, roubei pudim de leite escondida de mim mesma, devorei pacotes inteiros de biscoitos de chocolate em lances impetuosos. Tentei refúgio nos doces e bombons naturais, feitos com mel e mascavo, mas uma rotina de doces é ruim de qualquer jeito. Continuo aprendendo a cada dia que a diferença entre remédio e veneno está na dose.

Me agarrei no arroz integral. A bem da verdade, me empapuçava de arroz integral com gersal e salsa por conta de todos os brigadeiros e quindins que não comia. Levei anos para entender que o negócio é comer pouco e bem, e às vezes desentendo completamente de novo, mas um belo dia a memória volta; também levei anos para saber que profiteroles, brigadeiros e outras coisinhas mais, de vez em quando, não matam ninguém — muito menos quem come bem. Só engordam. Argh.

Comer açúcar compulsivamente e não poder passar sem ele é um vício barato, socialmente encorajado, aprovado por todos os partidos políticos e religiões. Açúcar em doses moderadas alivia vários desconfortos e pacifica bocas, estômagos, corações e mentes — como várias outras drogas, aliás.

O vício não acaba, a gente é que adquire um certo controle sobre ele. Que, como todos os controles, um dia pára de funcionar e a gente cai de boca outra vez. Para novamente fazer um esforço de ficar sem açúcar durante uns tempos, depois abrir para um sorvete, uma mousse, um pratinho de ambrosia...

...do jeito que o Diabo gosta!

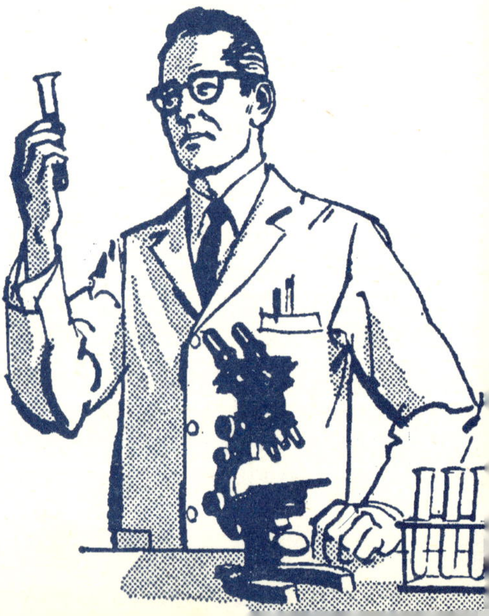

☞ *Você sabe que uma coisa vicia quando ela produz:*

- ☐ *dependência física*
- ☐ *tolerância*
- ☐ *necessidade irresistível*
- ☐ *desejo continuado*
- ☐ *psicotoxidez*
- ☐ *psicose na abstinência*

Se você pensou no açúcar
marque um X
em todos os quadradinhos.

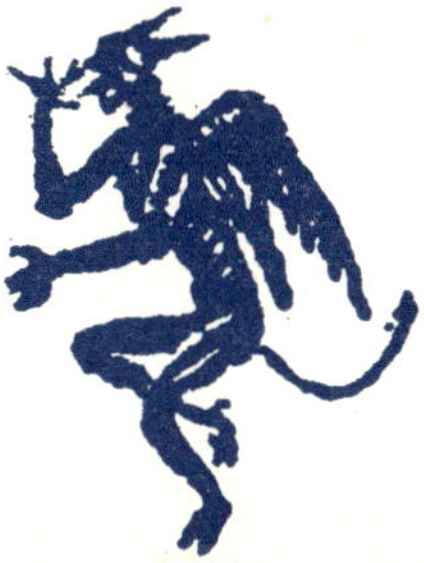

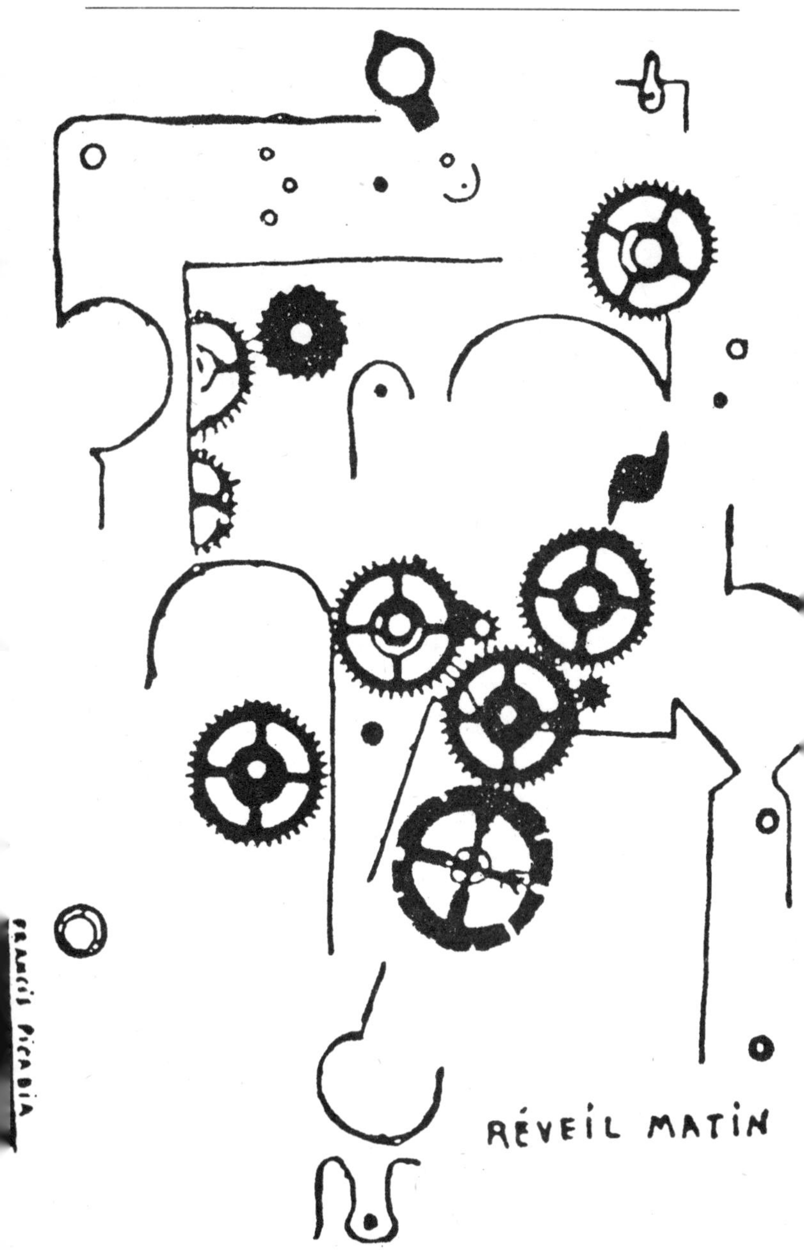
RÉVEIL MATIN
FRANCIS PICABIA

Fome é sinal de que a taxa de glicose no sangue baixou. Tudo o que a gente come se transforma em três coisas básicas: proteína e gordura, que vão construir células e tecidos, e glicose, que vai virar combustível para a eterna inquietação do corpo. A glicose passa do intestino para a corrente sangüínea e viaja até o pâncreas, que libera insulina suficiente para fazer aquela quantidade de glicose entrar nas células. A viagem pelo sangue continua agora até o fígado, que junta glicose e insulina e produz glicogênio, uma fórmula energética pronta para entrar em ação quando o corpo precisar.

É quando o estoque de glicogênio fica muito baixo que aparecem cansaço, fraqueza, sonolência, náusea, mau humor, fome.

Se, ao contrário, houver em circulação um excesso de glicose, o fígado o devolve à corrente sangüínea transformado em gordura, aquela coisa que vai logo se acumulando na barriga, na bunda, nas coxas. Aumentam as taxas de triglicerídeos e colesterol no sangue. O coração e os rins começam a ser envolvidos e penetrados por camadas gordurosas.

Nos intestinos, o açúcar alimenta todo tipo de fungos e vermes e destrói as bactérias que atuam na produção das vitaminas B, necessárias à formação do ácido glutâmico, do qual depende nossa atividade mental. Se ele falta, a memória enfraquece e não conseguimos pensar com clareza. Eis porque açúcar emburrece.

A digestão é um processo de equilíbrio muito delicado, por isso certas combinações são desastrosas. Amido e/ou proteína comidos junto com açúcar produzem uma fermentação tóxica. Um cachorro-quente e um refrigerante têm o pode de transformar o estômago num caldeirão de venenos — dióxido de carbono, ácido acético, álcool, ptomaínas, leucomaínas e outras mimosuras que acabam pipocando aqui e ali das mais diversas maneiras.

No sistema nervoso, o excesso de açúcar vai dar sonolência, dificuldade de concentração, dependência, inércia, comportamento agressivo.

No pâncreas, açúcar demais significa produção maior de insulina pelas células beta das ilhotas de Langerhans, o que significa stress para elas — que normalmente são bem contraídas, mas acabam ficando flácidas e sem capacidade de secreção.

No sangue, nossa reserva de sais minerais, principalmente de cálcio, é gasta para neutralizar o ph ácido que o açúcar produz. E se não tivermos reservas? Simples: ficamos mais vulneráveis a infecções, viroses, contágios e degenerações celulares tipo câncer.

Não há sistema imunológico que resista a um bombardeio diário de açúcar. Principalmente quando tem que dar conta de outros indesejáveis agentes químicos agressivos presentes no ar, na água e na comida da maioria das cidades.

Estômago, baço-pâncreas, rins, bexiga, fígado e vesícula sofrem demais com o excesso de sabor doce, que dispersa sua energia. Cada um dos cinco sabores, na quantidade adequada, vivifica um setor do corpo e influi diretamente sobre outros dois. O sabor salgado tonifica os rins e influi sobre coração, intestino delgado, estômago e baço-pâncreas. O sabor ácido reforça o fígado, controla estômago e baço-pâncreas e afeta pulmões e intestino grosso. O sabor amargo dá força ao coração e ao intestino delgado, afeta rins e bexiga, pulmões e intestino grosso. O sabor picante ativa pulmões e intestino grosso, atua sobre fígado e vesícula, coração e intestino delgado. Uma saúde harmoniosa depende do bom funcionamento dos órgãos, que precisam dos cinco sabores.

Além disso, consumir muito açúcar é fazer o jogo da parte mais mafiosa da indústria de alimentos: a que nos induz ao vício para depois sustentá-lo. Inventam um drops. Você liga a tv, adora o comercial do drops, compra o drops, fica viciado no drops. O dente cai, o estômago arde, o cocô não sai, lá vai você no seu convênio médico: exames, consultas, remédios, hospitais, caixões, enterros. Quanto dinheiro você já gastou na sua vida em balinhas completamente inúteis? A felicidade de comer balinhas bastava?

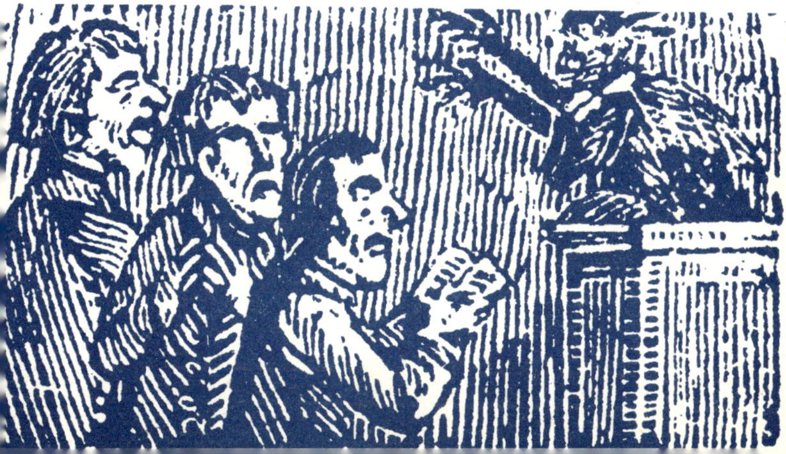

A vida moderna é estressante e nos leva a procurar compensações que nem sempre compensam. E a saúde é subversiva porque não dá lucro a ninguém, só a quem tem, e quem tem não dá valor... Resultado: um índice muito alto de doenças crônicas ou intervenções caras sustenta a multimilionária indústria médico-hospitalar-farmacêutica, que por sua vez sustenta centros de pesquisa que trabalham no interesse dela, não nosso, num casamento perfeito com a leviandade da indústria de alimentos e da propaganda. Sem falar nos maus médicos, livre-nos Deus.

O açúcar predispõe o corpo a infecções, por causa da acidez que provoca. Acidez é o meio ideal para a proliferação de bactérias negativas, vírus, micróbios.

O cientista Harry Bartelink, do Instituto do Câncer da Holanda, declarou recentemente que "70 a 80% dos cânceres são causados por nosso estilo de vida, e isso significa que podem ser evitados". A pesquisa sobre alimentos que a União Européia está fazendo com 400 mil voluntários já mostrou que frutas e legumes são capazes de proteger o organismo contra vários tipos de câncer. Todo mundo sabe que uma alimentação sensata é a base de uma boa saúde. E por que parece tão difícil de praticar?

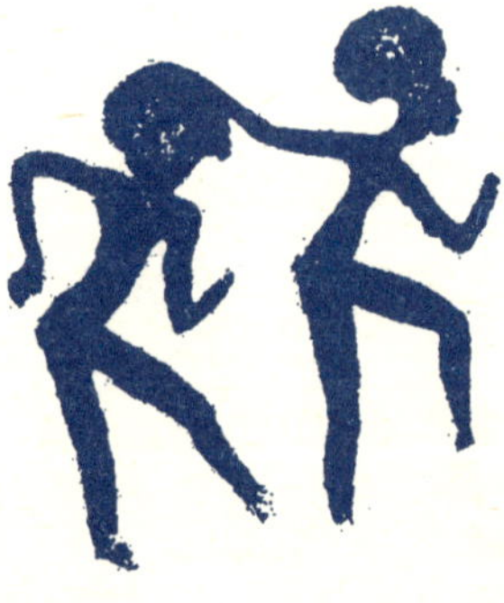

Só para mulheres

Sabe aquele corrimento? Açúcar. Também queijos e laticínios em geral, farinhas, gordura e frutas secas, mas principalmente açúcar. A tal da monília, então, é típica; seu nome científico é Candida albicans, a má. Fungo com poderes extraordinários, instala-se no organismo como quem não quer nada e vai tomando conta. Primeiro é aquele corrimento que coça, e que a gente trata com óvulos, compressas de alho, lactobacilos, lavagens; se o tratamento não for eficiente, o fungo se desdobra e viaja, alojando-se nos intestinos, na pele, no circuito hormonal. Você cheia de dor de cabeça, cólicas abdominais, gases e grilos, e o fungo ali no bem-bom, comendo mel, geléia, requeijão de copo, ameixa seca...

Outra coisa péssima que o açúcar faz por nós é prender o intestino. Com isso o estrogênio que o corpo já tinha praticamente eliminado volta para a corrente sangüínea, representando um risco a mais de câncer de seio, ovários e útero, sabidamente causados por excesso de estrogênio.

Açúcar é ruim para a pele, por causa das fermentações que produz no tubo digestivo. É ruim para a circulação do sangue, que fica carregado de gorduras. É ruim para a estética, já que engorda. É ruim para o ciclo menstrual, provoca cólicas...

— Ah, mas meu ginecologista nunca disse isso!

Nem o meu, ora essa. Vivia dizendo que eu tinha estrogênio demais em relação à progesterona, por isso meus períodos menstruais eram irregulares e rolava muita tensão pré-menstrual. Depois que melhorei a alimentação e passei a fazer do-in, os períodos foram ficando normais. Um dia, após um ano de menstruações certinhas, fui visitá-lo com todas as anotações na mão. Ele ficou pasmo, que era um milagre, mostrou-se interessadíssimo em saber comos e porquês. Contei, dei livros para ele ler. Quando nos falamos de novo ele suspirou:

— Isso é bom para o Oriente, para o modo de vida deles, que têm tradição de paciência. Aqui, minha filha, nenhuma mulher tem tempo de tratar de si nem paciência para esperar os resultados. Sem falar na determinação de fazer dieta. Aqui, tem que ser com alopatia e cirurgia mesmo.

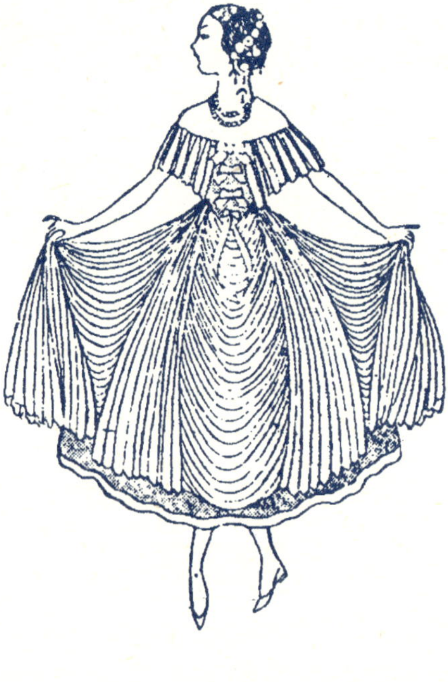

Só para crianças de nariz escorrendo

Vale o papo do corrimento, que o que corre por cima e o que corre por baixo são basicamente a mesma coisa. Tirando açúcar e laticínios já melhora muito, talvez até acabe totalmente.

Não tirando, e dando suco de fruta, iogurte, pãozinho, bolo, biscoito e leite achocolatado — sem falar de refrigerante na mamadeira — a coisa piora e pode virar bronquite "alérgica", asma "alérgica", rinite "alérgica", enfraquece a criança, prejudica a atenção, deixa sem pique para criar e estudar; gera manha, chororô constante, dependência.

E haja amor de mãe para dar conta!

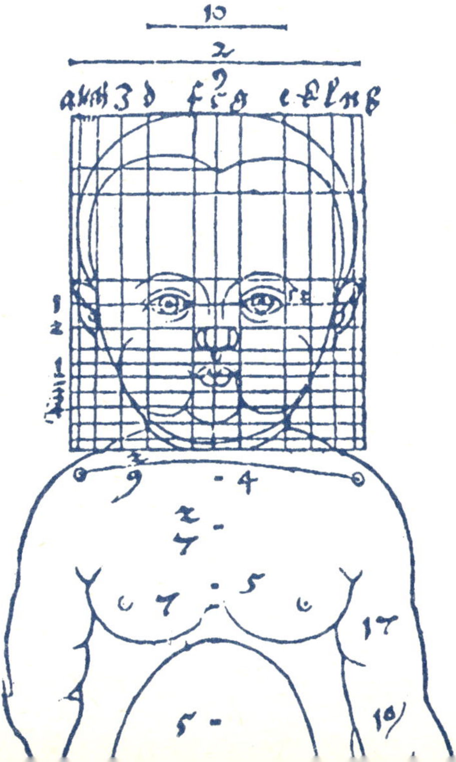

Só para casais desajustados

O Dr. Sam Addanki, cientista indiano que vive na Inglaterra, descobriu que o açúcar leva a um aumento da produção de estrogênio, o hormônio feminino, que intensifica o desejo sexual da mulher e diminui a potência do homem. Assim, um casal viciado em açúcar não tem a menor chance de dar certo na cama.

E quanto mais a mulher carente de sexo for buscar a compensação nos doces, mais desejo e conseqüentemente mais frustração terá. No homem? Hoje em dia os bons endrocrinologistas já sabem que impotência nos jovens é prenúncio certeiro de diabete...

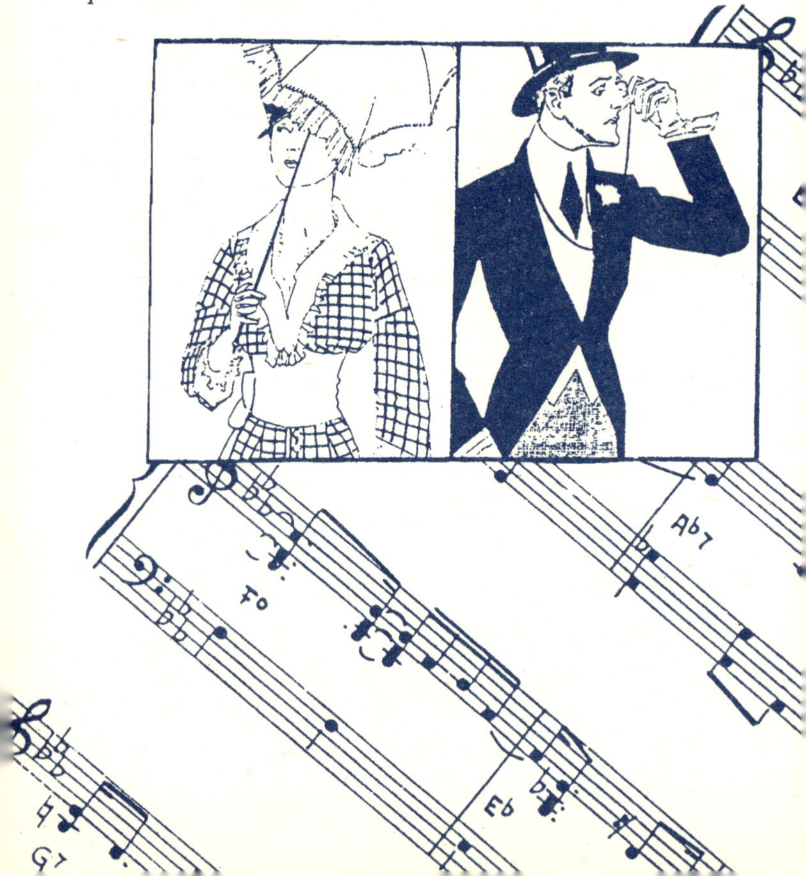

Só para quem sabe que come açúcar por carências emocionais variadas

Se resolvesse seria perfeito. Mas veja lá. Pior que uma pessoa carente, só mesmo uma pessoa carente doente.

A vida é dura mesmo, há que crescer para enfrentar!

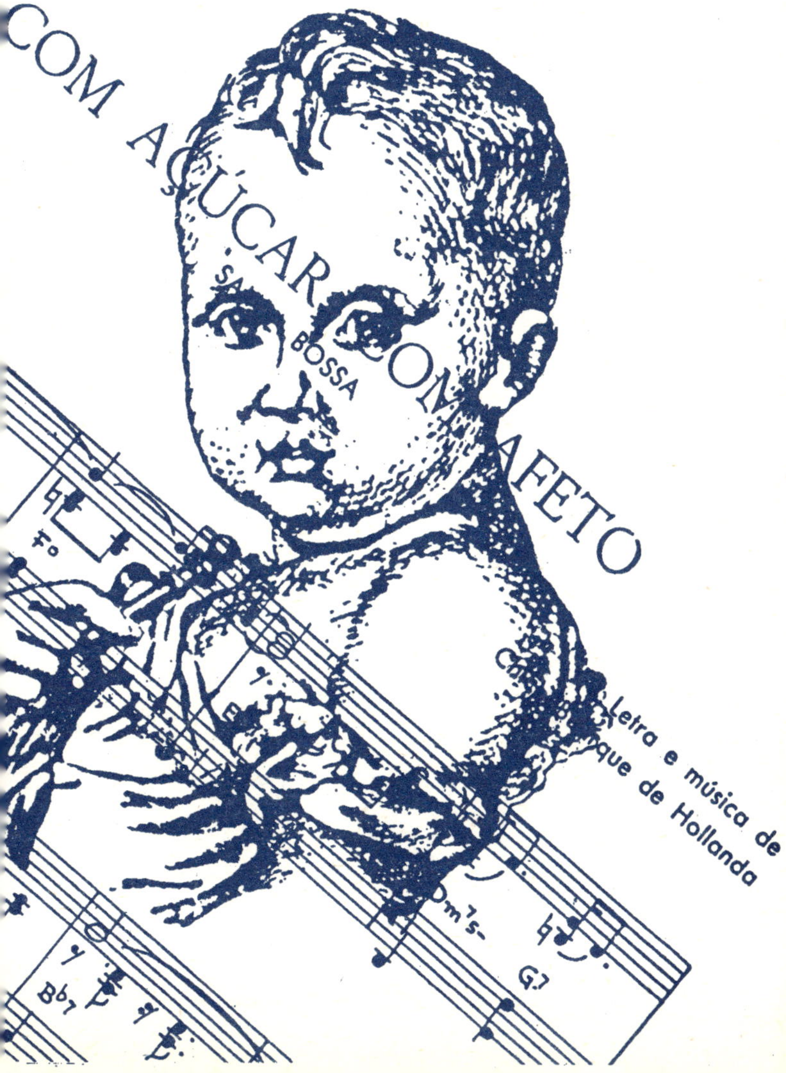

Só para quem pensou em cáries

Dados oficiais: o Brasil é recordista em doenças bucais. Noventa e oito por cento da população têm cáries. São 1,5 bilhão de dentes que ficam sem tratamento, a cada ano, enquanto 40 milhões são arrancados.

Algo mudou para melhor: em 1980 eram 280 milhões de extrações por ano, a maioria desnecessária. É que em 1992 o Ministério da Saúde resolveu incentivar a saúde bucal dos brasileiros nos serviços odontológicos públicos, passando a remunerar melhor os tratamentos que as extrações. Porém, cadê aquela campanha esclarecendo que não se deve comer doces no intervalo entre as refeições? Quem está pedindo às mães que não deixem o bebê dormir com a mamadeira na boca porque o açúcar natural do leite também produz cáries? Por que não há, em lugar algum, a advertência de que açúcar pode fazer mal à saúde?

É óbvio que uma pessoa com os dentes cariados ou sem eles não mastiga direito; aí se entende o sucesso de tudo quanto desmancha na boca, o que, por sua vez, leva a mais cáries e extrações. Com a agravante de que guloseimas

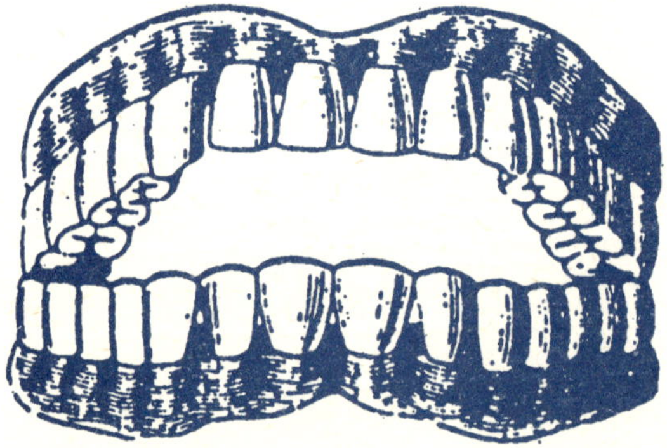

não nutrem, não repõem no organismo nada do que crianças e adultos gastam diariamente para crescer, brincar, pensar, trabalhar, viver.

O açúcar, porém, é um energético poderoso, e acaba virando muleta dos próprios desnutridos. Como seu irmão álcool, que serve a pessoas e automóveis, é versátil, sem preconceitos, pode ser consumido a qualquer hora e em qualquer lugar. Ambos têm seu lugar como coadjuvantes químicos da vida. O bem e o mal que fazem são proporcionais um ao outro, daí serem tão combatidos quanto desejados. Mas enquanto a conversa sobre o alcoolismo é aberta e conhecida de todos, o vício do açúcar permanece velado. Talvez porque mantém unido o coro dos contentes. Renunciar a ele é um sonho mau.

Então, que haja doce! Mas de preferência na sobremesa, depois de almoçar ou jantar. Porque aí o açúcar vai se misturando ao resto e faz menos mal, inclusive aos dentes, reduzindo a formação da placa bacteriana que leva à cárie.

Sorria!

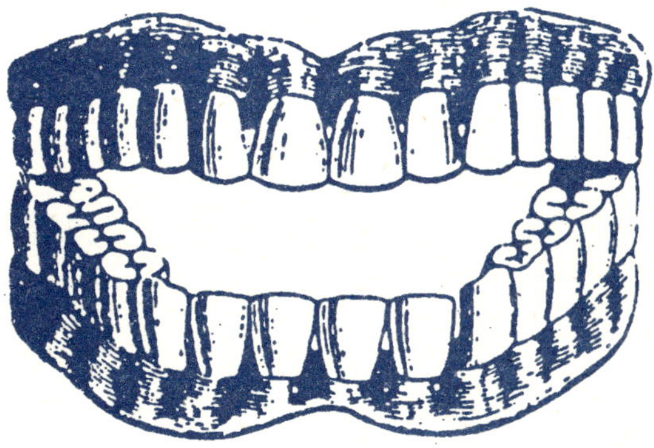

Só para quem é domador de circo

Queria ver ensinaram elefante a dançar e leão a pular fogo sem dar porrada e açúcar. Do mesmo jeito que pai e mãe, saindo à noite, prometem ao júnior um chocolate na volta se ele parar de chorar.

Elefantes, macacos, gente e outros bichos gostam de açúcar. Junta formiga no açucareiro. Beija-flor vem beber água açucarada na imitação malfeita da flor. Pesticidas, para atraírem melhor os insetos, são misturados com açúcar. Pulga, mosquito, carrapato, todos eles atacam mais quem come mais açúcar. E quem come mais açúcar é mais sujeito a reações alérgicas, sabia? Elas são um sinal de alarme das defesas do corpo, que não querem nem saber de domador...

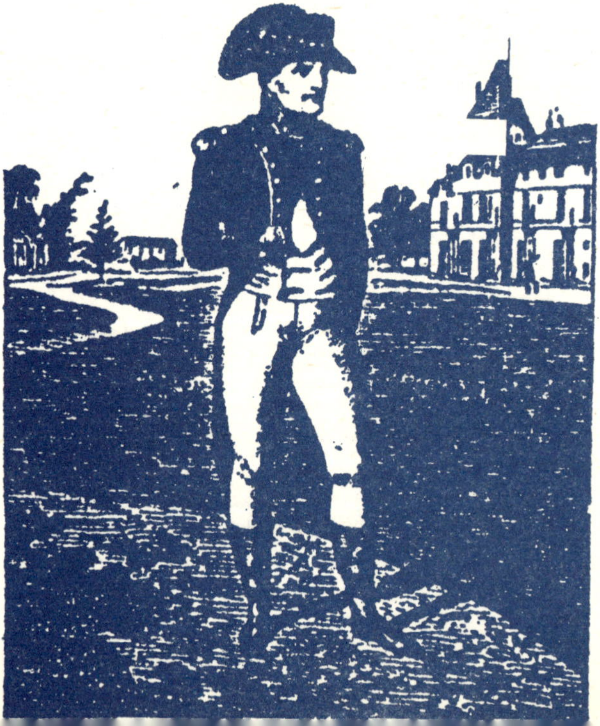

Só para festinha de criança

Ter ou não ter brigadeiros, eis a questão!

Pode dar refresco natural de fruta em vez de refrigerante, docinhos e salgadinhos honestos em vez de cachorro quente e batata frita, mas afinal, festa é festa: ocasião especial onde tudo pode, tudo é exceção, tudo mamãe deixa. Hora de desrecalcar mesmo, até porque a festa acaba e tudo volta a ser sem graça...

Portanto, brigadeiros!

De resto, sinta a delícia: sucos de melancia, maçã, uva, abacaxi, água de coco, pipoca, amendoim, milho verde, empadinhas de tofu, pão integral com pasta de grão-de-bico, pasta de gergelim com misso, pasta de tahine e mel, bolo de frutas, pratinhos de banana-passa e outras gostosuras secas...

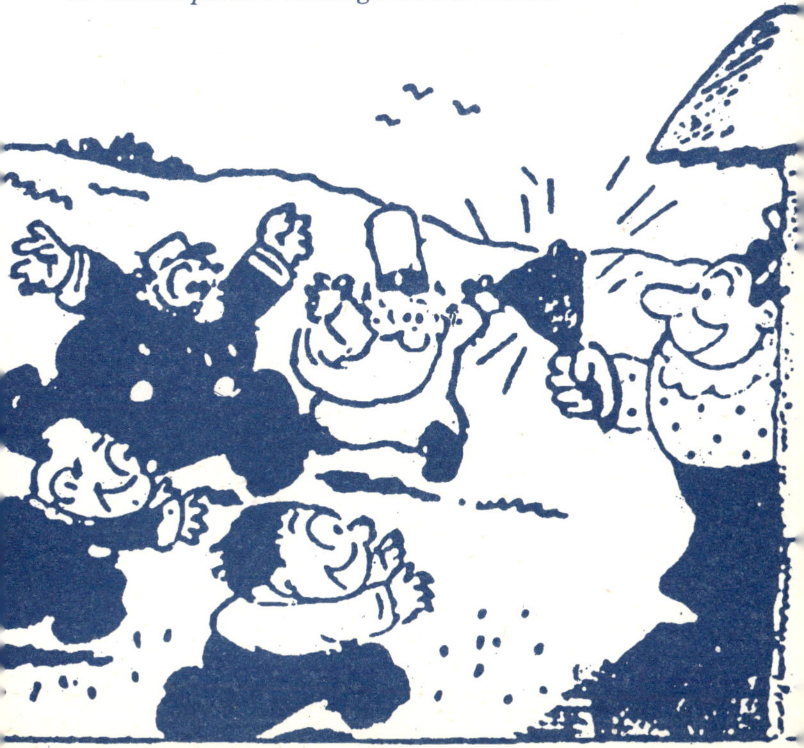

Só para quem fuma

Durante milhares de anos os índios deixavam as folhas de tabaco secarem ao ar livre, fumavam, fumavam e não tinham câncer. Na Rússia, na China e em outros lugares da Ásia e da Europa Oriental, onde o tabaco continua sendo curtido naturalmente, não existe a menor relação entre o hábito de fumar e o câncer no pulmão, cuja incidência, aliás, é insignificante. Já no Ocidente, depois que o homem branco tomou conta do negócio, como é que se cultiva o tabaco? Com pesticidas radiativos. Como é que se curte o tabaco ? Defumando. Com ajuda de quê? De um molho feito com açúcar. E o câncer no pulmão? Dá mais que chuchu na serra.

Dezessete por cento dos cigarros ingleses são açúcar.

Alô alô, Souza Cruz, tudo doce aí?

Alô alô, seu Cardoso, bem faz o senhor que usa fumo-de-rolo que é mais saudável e mais gostoso, mais ainda na palha de milho, meu filho, porque o papel também leva mel!

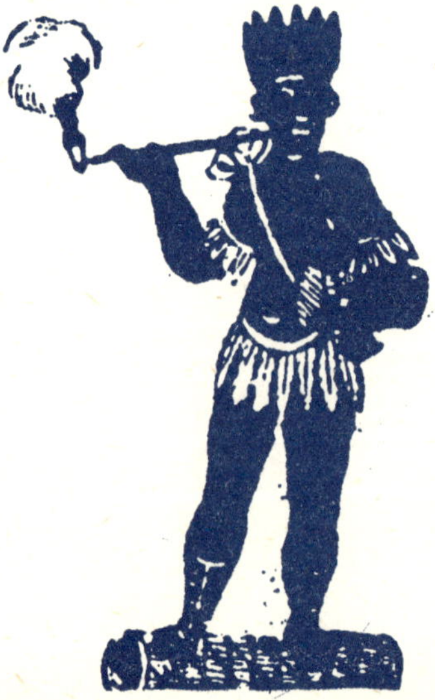

Só para quem bebe

Álcool é açúcar convertido em água, e geralmente alcoolismo e hipoglicemia andam juntos. A diferença é que a pessoa procura um copo de bebida em vez de procurar um doce. Se você quer se poupar, tente ficar nas bebidas fermentadas, como vinho e cerveja, cujo teor alcoólico é mais baixo; entre elas, os vinhos brancos secos e as cervejas amargas, pilsen, fermentam menos. E leve em conta que o açúcar das batidas e caipirinhas também se transforma em álcool, assim como a gordura das batatinhas, dos torresminhos, das lingüicinhas...

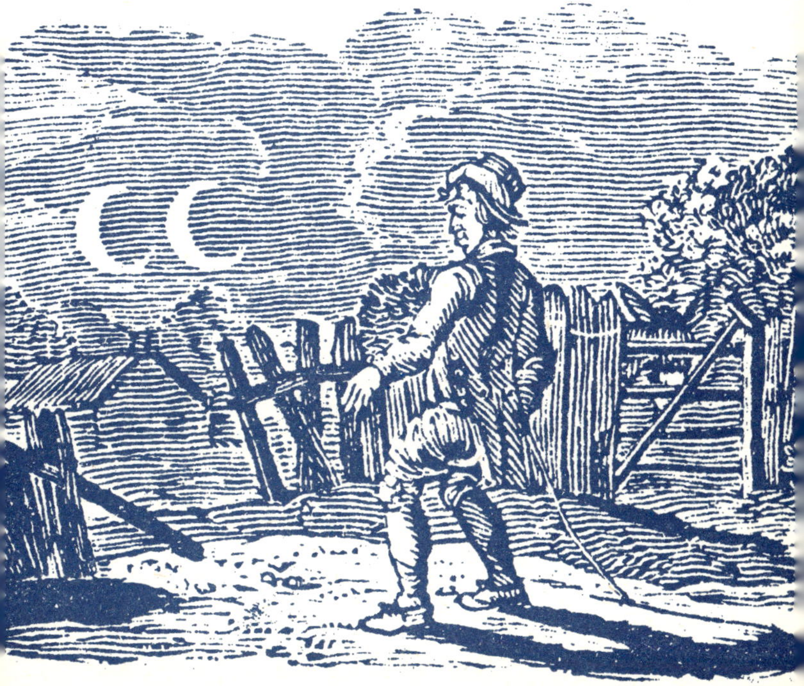

Só para quem gosta de baseado

O problema mais comum derivado do consumo de maconha passa longe, muito longe, da visão oficial sobre o assunto: é a famosa e imprevisível larica.

Trata-se de uma fome inacreditável, compulsiva, obsessiva, que quando ataca não deixa a vítima pensar em outra coisa. E aí, o que estiver mais à mão é devorado gulosamente sem a menor vergonha, inclusive pizza gelada e coca-cola choca. Cresce o desejo por coisas doces, e depois, é claro, vem o famoso bode: moleza, preguiça, sono, deixa pra lá...

Mas não é só quem fuma baseado que pode ter larica.

A larica é livre, popular, não respeita sexo, cor, religião, partido ou time. Você tem ou não tem, e isso depende da forma como cada organismo trata o açúcar. Uns anseiam por ele, outros nem ligam. Há quem beba álcool: nesse caso é uma larica etílica.

Maconha dá larica porque faz baixar por algum tempo o nível de glicose no sangue, com efeitos especiais no cérebro, cujo principal combustível é glicose.

O jejum de glicose pode dar barato, mas também pode provocar um ataque de hipoglicemia, com suor, palpitações e tremedeira, e aí o único jeito é proporcionar ao dependente uma dose rápida de açúcar.

Por outro lado, glicose demais no sangue faz o cérebro ficar saturado, lerdo, pesadão; deprime, emburrece, narcotiza.

Como se vê, açúcar é uma droga poderosa.

Tão poderosa que é dificílimo tirá-la de onde está, profundamente arraigada nos nossos hábitos diários de consumo, rainha dos lares, escolas e hospitais.

Diga não ao açúcar!

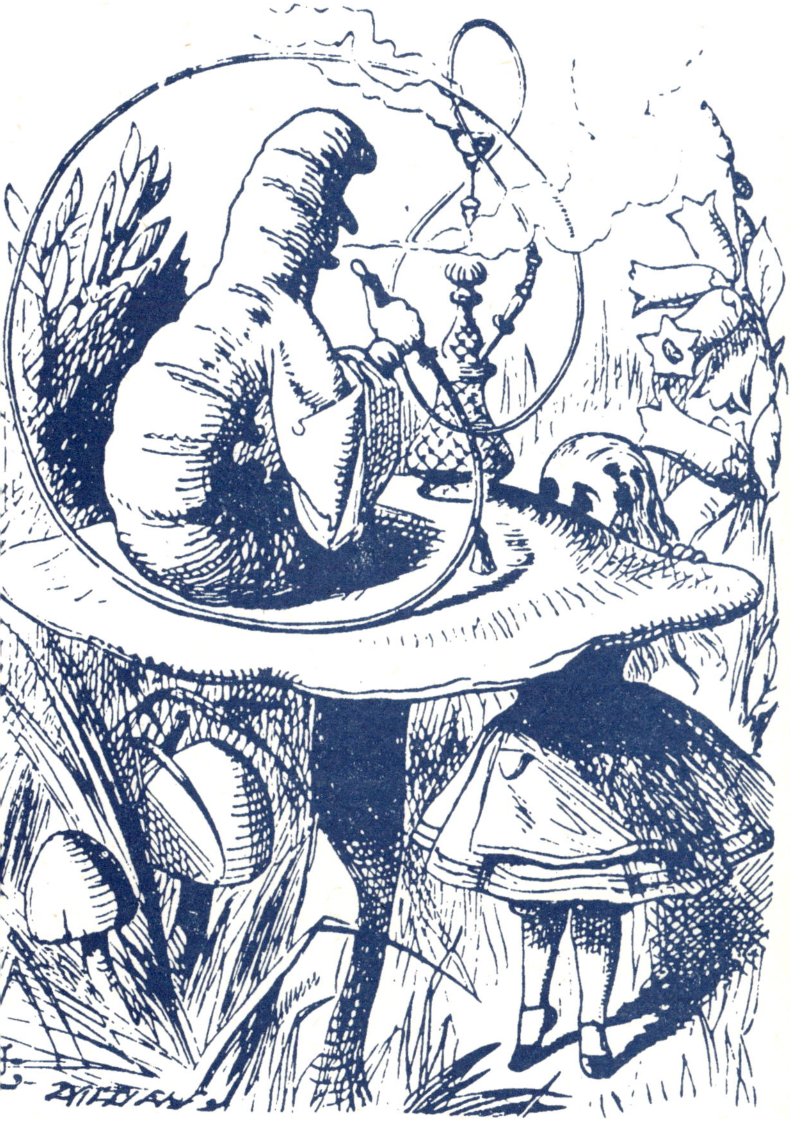

Só para quem é viciado em cafezinho

Em cafezinho mesmo ou no açúcar do cafezinho?

Café é um poderoso estimulante e também cria dependência, mas tente tomar amargos os mesmos cafezinhos que toma todo dia e me conte no que deu. Vai ver, dois vícios são melhores que um só...

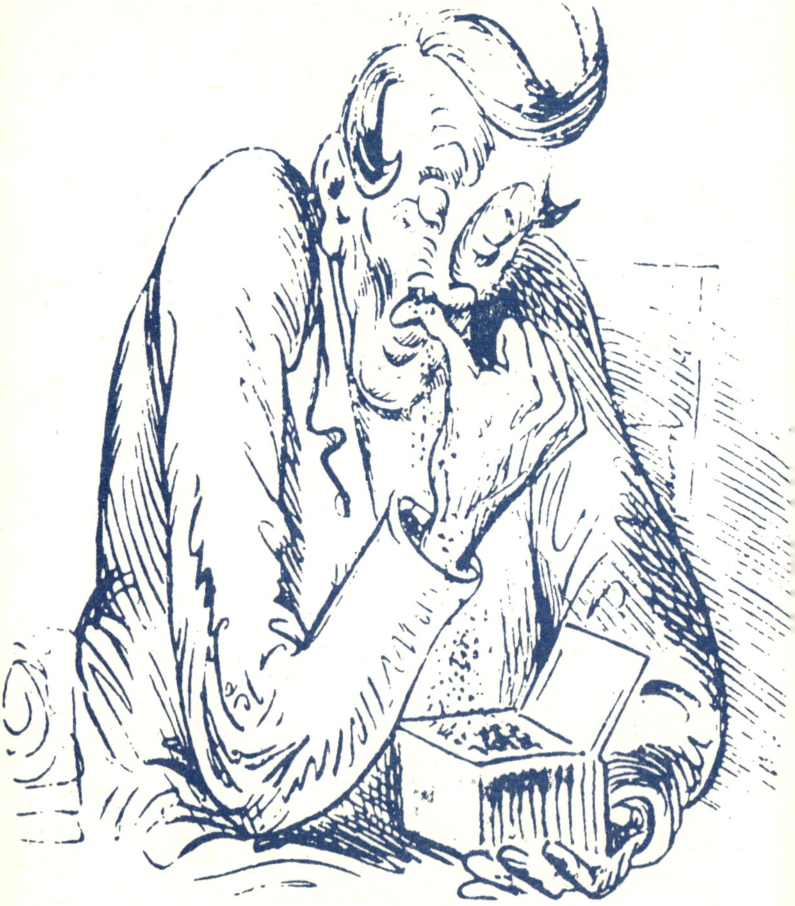

Só para quem tem medo de colesterol

Colesterol é uma gordura exclusiva dos organimos animais, matéria-prima de hormônios sexuais, ácidos biliares e membranas das células. Concentradíssimo no cérebro, onde cada celulazinha é protegida por uma camada de colesterol. E não dependemos da comida para obtê-lo, pois o fígado libera diariamente para a bile de 500 a 1000 mg de colesterol.

Agora, veja só: o cientista Linus Pauling, duas vezes vencedor do prêmio Nobel, sustenta que a grande incidência de doenças coronárias neste século não vem das manteigas e ovos e camarões e bifes de fígado ricos em colesterol, mas do nosso consumo exagerado de... açúcar!

Como assim? Fácil. Açúcar é sacarose. Ao reagir com a água no organismo, a sacarose se decompõe em glicose e frutose. A glicose pega o bonde e vai direto para o trabalho. A frutose, não: faz uma horinha e se transforma parcialmente em acetato, que é a base do colesterol que sintetizamos no fígado.

Antes de existir o açúcar refinado, o máximo que conseguíamos consumir de frutose eram 8 gramas por dia, provenientes das frutas e do mel. Atualmente consumimos dez vezes isso. E temos dez vezes mais produção de colesterol.

O que Linus Pauling recomenda: tirar o açúcar do chá e do café, não tomar refrigerantes de qualquer tipo, abolir os cereais matinais industrializados e só comer sobremesa quando ela for irrecusável.

E não vá distraidamente adoçar seu café com frutose!

Só para quem já está diabético

Não há remédio que cure, porque o diabetes mellitus se deve ao stress de umas celulazinhas pancreáticas que produzem insulina. São as tais das células beta das ilhotas de Langerhans, normalmente muito contraidinhas,. que de repente ficam flácidas, frouxas, murchas, não produzem mais nada. Aposentaram-se.

Agora, como é que ficaram assim? Será que não foi a pessoa como um todo que ficou meio assim, com alguns lugares mais assim ainda? Cegueira, insuficiência renal crônica, doenças nervosas, circulatórias, problemas cardíacos, tudo isso ameaça o diabético. Para melhorar suas chances, a recomendação moderna é uma alimentação o mais possível vegetariana, rica em qualidade e variedade, pobre em açúcar, gorduras e, naturalmente, colesterol, que só existe nos alimentos de origem animal. Aliás, é justamente a gordura existente nos produtos animais que faz a maior parte das encrencas de saúde. Um mês sem elas dá resultados que parecem verdadeiros milagres, inclusive para os cardíacos.

Ah, mas é chato ficar sem comer carnes e queijos e ovos? É. E ainda por cima sem açúcar e gordura? Horrível. Os prazeres ficam muito limitados? Ficam. Mas e daí, você teria algum prazer adoecendo em cima da cama até morrer?

Coragem, pessoa! Ponha seus acepipes prediletos num álbum de recordações e inaugure-se em novo estilo: light.

O primeiro passo é aumentar gradativamente o seu gosto pela nova maneira de comer. Para isso é preciso ser ou ter alguém que cozinhe com um mínimo de interesse pelo que está fazendo, e também requer visitas mais freqüentes a feiras, quitandas naturais, hortas de amigos. Comida vegetariana, preparada com bom gosto, é muitíssimo saborosa, bonita, leve, reconfortante. Na variedade você encontra coisas substanciosas como inhame, batata, cará; divertidas como quiabo, tomate, jiló, cogumelos, palmito; interessantes como vagens com seus feijõezinhos dentro, diferentes como alcachofra, refrescantes como chuchu e pepino... Fora os que andam em bando, como os grãos de arroz, milho, feijão, e os que não aparecem mas dão a maior força: alho, cebola, gengibre, cominho, coentro, pimentas, manjericão, orégano, sálvia, hortelã...

Alguém que experimenta ser vegetariano por algum tempo tem a oportunidade rara de conhecer o outro lado do mundo sem carregar malas, aproveitando para conhecer também o outro lado de si mesmo. E depois de adquirir discernimento pode ir voltando a comer o que lhe agrada, pois o que é de gosto regala a vida.

Já leu o Prato Feito, P.F. para os íntimos, da nossa modesta lavra? Pois ali se fala detalhadamente deste universo alimentar variadíssimo e sem perigos que, com imaginação e bom gosto, satisfaz às mais requintadas exigências gastronômicas e não tem cara de dieta.

— Mas e a proteína animal? — pergunta aquela mesma vozinha perplexa no meio da multidão. — Não podemos viver sem proteína animal!

Ora se podemos. Não podemos viver é sem proteína. Sabe lá o que é a proteína? É o resultado de várias combinações de aminoácidos que servem para formar os tecidos do corpo e atuar numa série de processos bioquímicos. Carnes, ovos, leite e outros produtos animais vêm com a proteína combinada de forma a servir seu dono, isto é, o animal. Para servir a humanos tem que ser recombinada pelo fígado de cada um. Nos produtos vegetais as combinações ainda estão por fazer, o que não deixa de ser uma vantagem. Arroz e feijão, por exemplo, se completam, já que o arroz tem alguns aminoácidos e o feijão tem outros. E a humanidade inteira tem como alimentação básica algum tipo de cereal com algum tipo de feijão.

Queijo de soja tem tanta proteína quanto carne de galinha, gergelim tem proteína, trigo tem proteína, existem milhões de fontes de proteína que nascem da terra. São tão eficientes quanto as outras e cansam menos o fígado.

Quem precisa mais de proteína? As crianças, que estão crescendo; os convalescentes, que estão fraquinhos; as pessoas que se machucaram, quebraram a perna, cortaram a barriga, essas coisas.

Agora, se você acha que ser vegetariano não é a sua, também não precisa pegar pesado! Tente comer mais peixe do que frango e ovos, mais peito de frango do que carne vermelha, e passe longe das carnes conservadas, defumadas, embutidas & similares.

E, se possível, continue longe de leite e queijos: lamentavelmente, eles pioram muito o fígado, os rins, a diabetes, a artrite, as alergias.

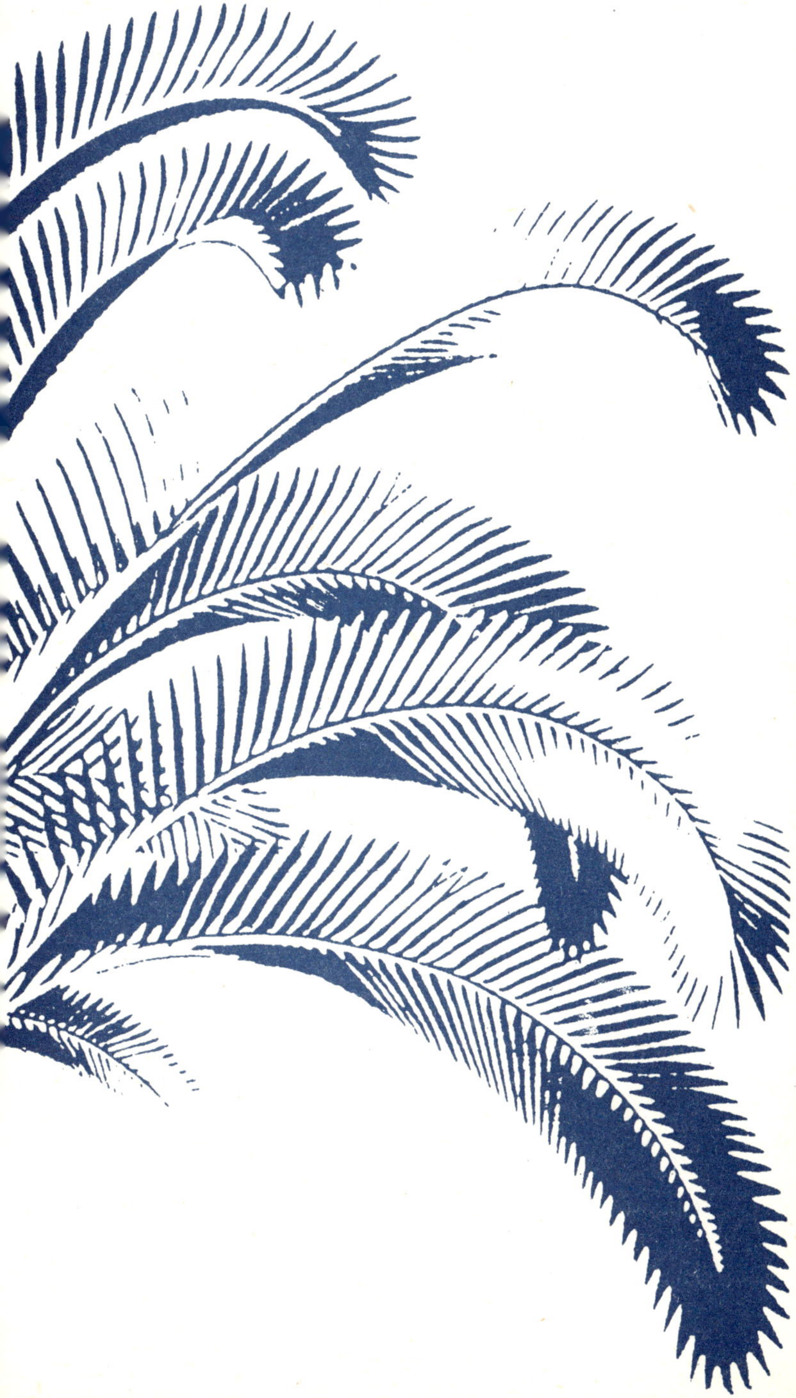

A dieta natural para o diabético

Cereais integrais

na base de 30 a 60% da refeição. Ué, mas carboidratos?! Sim, claro. Engano pensar que os carboidratos complexos dos cereais integrais vão fazer mal ao diabético. Ao contrário: é deles que o organismo extrai sua melhor forma de glicose, e sem glicose não se pode viver. Arroz branco e farinha de trigo branca são carboidratos ruins para o diabético, porque quase só têm amido, mas arroz e trigo integrais têm micronutrientes e fibras da melhor qualidade, que tornam mais lenta a absorção da glicose. Varie os cereais: um dia MILHO, noutro ARROZ, depois TRIGO, PAINÇO, TRIGO-SARRACENO e assim por diante. O painço é especialmente recomendado nesta dieta. Fica ótimo quando é cozido junto com arroz na base do meio a meio, ou 80% arroz e 20% painço, sempre com uma pitada de sal marinho. E se alguém lhe disser que é comida de passarinho, pode responder que está aprendendo a voar. É uma sensação que o painço dá, de leveza, maravilhosa.

GERSAL

que é uma paçoca de GERGELIM torrado e moído com SAL MARINHO, que dá um sabor salgadinho à comida mas não faz o mal que sal puro faz. Torram-se levemente 10 colherinhas de gergelim, claro ou escuro, numa frigideira, em fogo baixo, mexendo sempre, tomando o maior cuidado para não queimar. Aí é socar esse gergelim com uma colherinha de sal marinho peneirado, até obter uma paçoca onde 50% dos grãos estão inteiros. Para ser comido junto com saladas, arroz, papa de aveia, creme de trigo em grão, banana, pão com manteiga. É o toque salgado que dá graça às coisas neutras. Se for demais o fígado e os rins reclamam: vá de 2 ou 3 colherinhas no máximo. Também serve para cortar acidez do estômago e azia. E para dar sono quando a pessoa está muito agitada.

muitos verdes

tipo AGRIÃO, ESPINAFRE, COUVE, CHICÓRIA, MOSTARDA, BRÓCOLIS, REPOLHO *(é verde-claro),* COENTRO, CEBOLINHA, SALSA, HORTELÃ. *Qualquer verdinho vale a pena, desintoxica, oxigena o sangue, faz bem ao fígado — cuja cor sutil é o verde.*

vegetais coloridos

somando de 25 a 40% do prato. Cozidos em pouca água ou refogados em pouco óleo, temperados com SAL OU SHOYU. *Use* ÓLEO DE GERGELIM E DE MILHO OU AZEITE DE OLIVA. *Entre os vegetais, os melhores para esta dieta são as raízes como* CENOURA, BARDANA E NABO COMPRIDO; *os vegetais amarelos como* BATATA-BAROA; *os redondos como* CEBOLA, REPOLHO, RABANETE, *mas não beterraba;* ACELGA (COUVE CHINESA); *tudo quanto for verdura de folhas miúdas tipo* AGRIÃO, SALSA, COENTRO, HORTELÃ, RAMAS DE CENOURA *e de* NABO; *e as* ALGAS, *que fornecem quantidades ótimas de sais minerais.*

e feijões

na base de meia concha, mas só dos feijões pequenos como AZUKI, FRADINHO, MULATINHO, ROXINHO E LENTILHA. *Ervilha e feijão branco, não; também ficam de fora as outras variedades de grãos grandes como feijão-manteiga, jalo, enxofre. Cozinhar sempre com um pedaço de* ALGA MARINHA KOMBU, *que ajuda a amaciar o feijão e acrescenta sais minerais. Quanto de alga? Um pedaço de 5 cm por pessoa já está bom.*

sempre sopa de misso

1 cumbuca por dia. MISSO *é uma massa de soja salgada e fermentada, deliciosa, cheia de elementos vitalizantes, que se usa, entre outras coisas, para temperar um bom caldo de vegetais e algas. Uma colher de chá é suficiente para uma xícara de caldo. Leia os rótulos e evite as marcas que usam vinagre na fermentação.*

e PURÊ DE AZUKI, ABÓBORA E KOMBU

Esta receita é específica para fortalecer o pâncreas e os rins: 1/2 quilo de ABÓBORA JAPONESA *cortada em cubinhos (é aquela abóbora arredondada, de casca verde escura encaroçada, que não se tira porque faz bem e é deliciosa) (se tiver verrugas você decepa), uma xícara de* FEIJÃO AZUKI *e 50 g de* ALGA KOMBU. *Deixe o feijão de molho na véspera; deixe a alga de molho por uma hora, e aí cozinhe alga, abóbora, feijão, uma pitada de sal e umas gotas de gergelim em fogo baixo e panela grossa até secar, mexendo de vez em quando. O resultado é um purê grosso e doce, do qual você poderia comer uma concha em todas as refeições. Comidinha esperta: além de medicinal e nutritiva, proporciona a você um sabor doce politicamente correto.*

esqueça o conceito de sobremesa

— ritual que surgiu como reforço ácido para estimular a digestão de comidas pesadas, tipo carne e gordura, o que não é o seu caso

evite frutas,

mesmo cozidas, porque elas diminuem a energia dos rins, que é especialmente preciosa para o diabético.
Se não agüentar tente pequenas porções de GELATINA DE MELANCIA, *tem lá nas receitas.*

beba ao longo do dia

tacinhas de CHÁ *ou* CEVADINHA *quentes,* ÁGUA FRESCA, *às vezes* ÁGUA DE COCO *— devagar e pouquinho, 50 a 100 ml*

evite gordura,

mesmo que seja azeite de oliva

coma pequenas quantidades

4 ou 5 mini-refeições por dia em vez de 1 ou 2 refeições grandes; não coma nada 3 horas antes de dormir.

se você vai comer peixe

ou frutos do mar, ou qualquer outra carne, a quantidade não deve ser maior do que 10 a 15% do prato; tempere com ALHO OU GENGIBRE *e elimine o feijão dessa refeição. Proteínas animais junto com proteínas vegetais tornam a digestão mais pesada. Reduza também a quantidade de cereais e aumente a de saladas, cruas ou cozidas. E não se espante se nesse dia tiver mais vontade de comer doces.*

mastigue muitíssimo bem

até a comida virar papinha entre os dentes e escorrer naturalmente garganta abaixo, para que o processo de transformação do alimento em glicose comece logo na boca.

não tome banhos muito quentes e/ou longos

porque provocam perda de minerais. Se sentir fraqueza depois do banho, uma xicrinha de BANCHÁ *com gotas de shoyu ajuda muito. Ou uma colherinha de* GERSAL.

faça exercícios físicos

sem forçar nada, apenas para sentir que tudo em você está vivo. Nadar, só no mar que é cheio de sais minerais, porque a água clorada da piscina também os rouba de você. Uma coisa boa é saltitar: saia pulando sempre em frente, abrindo e fechando os braços, inspirando quando abre, expirando quando fecha, sincronizando isso com o movimento das pernas. Meio como uma borboleta. Ativa a circulação nas extremidades, oxigena o cérebro e fortalece o organismo em geral. Fora a delícia que é a gente se sentir borboleta. E os outros acham graça...

para ativar a circulação de energia, mas só se não houver problemas de pulmão. É bom ter outra pessoa para ajudar. Ponha para ferver 4 litros de ÁGUA. *Enquanto isso, rale 250 gramas de* GENGIBRE *e feche numa trouxinha de pano fino. Quando a água ferver apague o fogo, jogue a trouxinha dentro, tampe e aguarde uns 10 minutos até a água ficar bem amarelada. Bem. Agora deite. A outra pessoa pega 2 toalhas de rosto e 2 de banho. Molha e torce uma de rosto, coloca sobre a região do pâncreas, que fica atrás do estômago; cobre com as toalhas de banho dobradas; renova com a outra toalha de rosto antes da primeira esfriar, e prossegue durante 50 minutos, uma vez por dia, durante um mês. Sempre é bom descansar depois da compressa.*

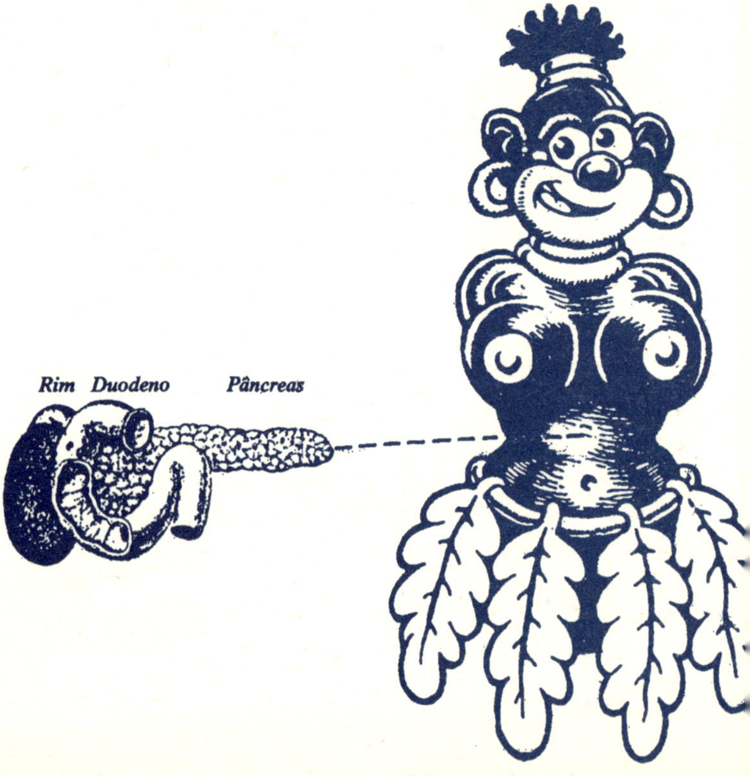

Esta dieta, seguida direitinho durante alguns meses, já deu resultados fantásticos até mesmo para quem era dependente de insulina. A dose diária foi baixando aos poucos até ser completamente eliminada. Seu fundamento é macrobiótico, bastante radical, sobretudo no que se refere a comer somente vegetais e eliminar frutas.

Não se esqueça, entretanto, de que tudo depende muito da sua cabeça. Não adianta fazer dieta e se sentir infeliz porque não pode comer isto ou aquilo: infelicidade também mata!

Curar-se, antes de mais nada, é um processo de fortalecimento da vontade e do poder sobre sua própria vida. Uma boa decisão, levada com serenidade, tem um poder mágico sobre qualquer doença orgânica. Às vezes o simples fato de você estar fazendo algo por você mesmo já é o início da cura.

Se a vontade de comer doce for muita, procure beber, logo depois, algum destes chás: folha de jamelão, folha de graviola, bauínia (unha-de-vaca), xamazonas. São consagrados pelo uso popular, e algumas pesquisas mostram que impedem a absorção da glicose.

Mas a verdade é que você pode muito bem viver sem doces — muito melhor, no mínimo, do que está vivendo agora. Os efeitos das mudanças alimentares são muito rápidos, em dois ou três dias você já vai notar a diferença. E junto com o fortalecimento do corpo vem aquela sensação de vitalidade que a disciplina dá.

Comece uma nova vida, deixe surgirem novos interesses, fuja das tentações porque elas não faltam. Balas, bombons, chocolates, refrigerantes, sorvetes, biscoitos & cia. são droguinhas legalizadas que geram impostos e dão uma felicidadezinha medíocre ao povo. E se o povo vai ficar doente por causa disso, ah, isso já é outro problema.

Fila do Inamps na cambada, e os ricos que paguem o preço da cruz dourada!

Agora, que você foi traído pela cultura, isso foi. Pode sentir-se indignado com toda a razão. Tornaram você dependente do açúcar para depois deixá-lo dependente da insulina, com medo da vida e da morte ao mesmo tempo.

Mas tem saída. Se não para o mundo, ao menos para você.

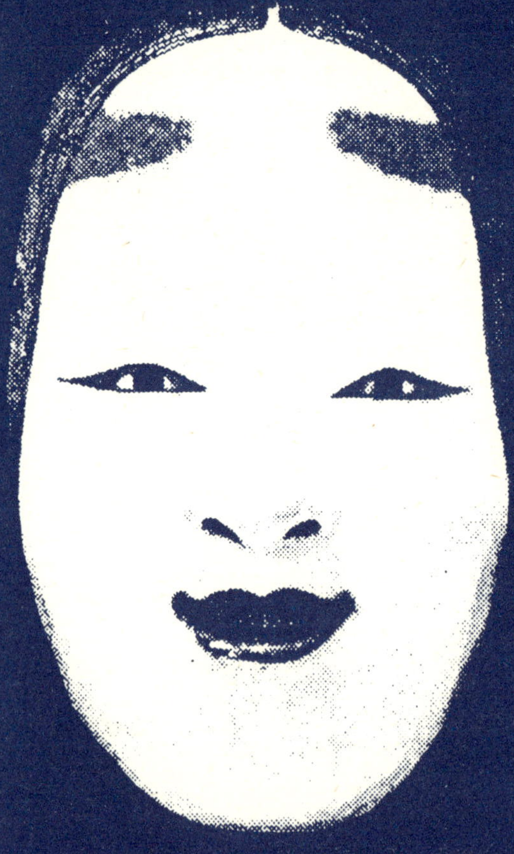

Autoconhecimento é sinônimo de liberdade.

Se você conhece seus limites de tolerância, um baseado de vez em quando, uns copos de vinho ou cerveja, uns doces gostosos não vão causar mal. Ao contrário. Podem fazer você sentir-se vivo, amigo dos seus amigos, compartilhando os prazeres da mesa e a percepção sutil do momento. É só uma questão de medida. Já diziam os antigos:

do bom, pouco.

- *se você fica sonolento depois de comer*
- *se acorda empastelado,*
  com a sensação de estar derretendo
- *se tem secreção amarela*
  ou cristalizada nos olhos de manhã
- *se nessa hora as juntas dos dedos*
  parecem gordas, inchadas
- *se mãos, pés, braços e pernas*
  adormecem com facilidade
  e ficam formigando
- *se come um doce e logo tem vontade*
  de urinar, ou se urina muito
- *se a sua urina tem um cheiro forte*
  ou doce ou fica cheia de formiguinhas
- *se bebe muito água, principalmente*
  à noite
- *se tem necessidade de muita fruta e*
  muito suco
- *se você é homem e sua potência*
  sexual está diminuindo
- *se você é mulher e sente necessidade*
  de muito mais sexo
- *se você é mulher e não consegue*
  se livrar do corrimento vaginal

- se você é criança e não está crescendo, brincando ou aprendendo como devia
- se as suas feridas custam a cicatrizar
- se você é o prato predileto dos mosquitos e pernilongos e as picadas coçam muito e inflamam (eles adoram um sanguinho doce)
- se as crises de depressão, ansiedade e pessimismo estão cada vez mais freqüentes em sua vida
- se você anda estranhamente íntimo da preguiça
- se não consegue ver um filme sem comer balas
- se acha impossível tirar o açúcar do seu café
- se, por qualquer outra razão, você desconfia de que o açúcar lhe faz mal. Faz mesmo, não é? Então cuide-se, antes que o mal cresça.

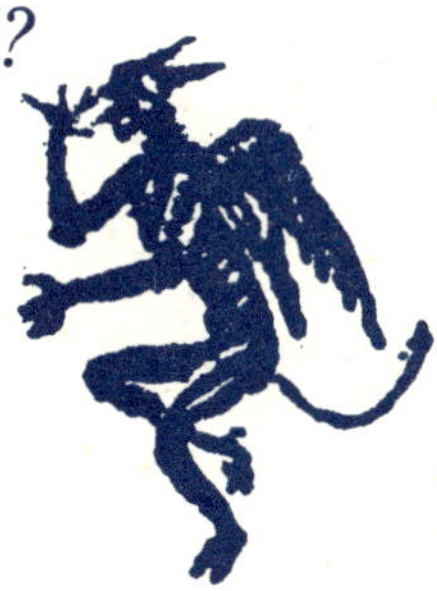

Como? Adoçante artificial?

Ora, então você não sabe o que o diabo estava inventando nas horas vagas?

Atenção:

A gula é um pecado

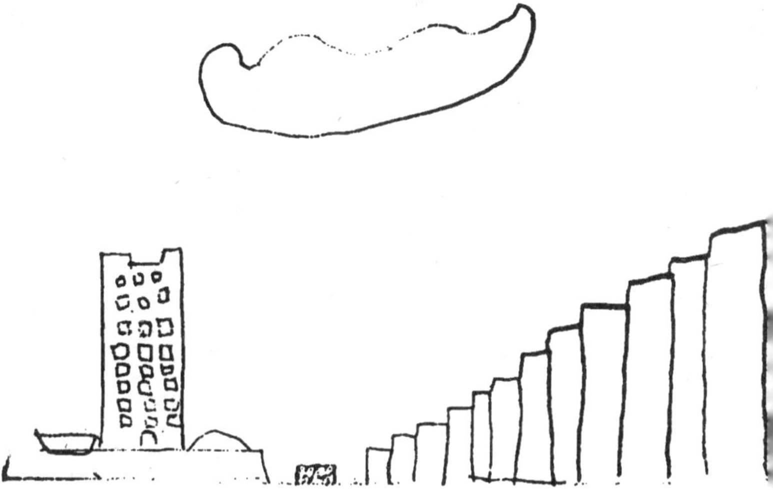

capital.

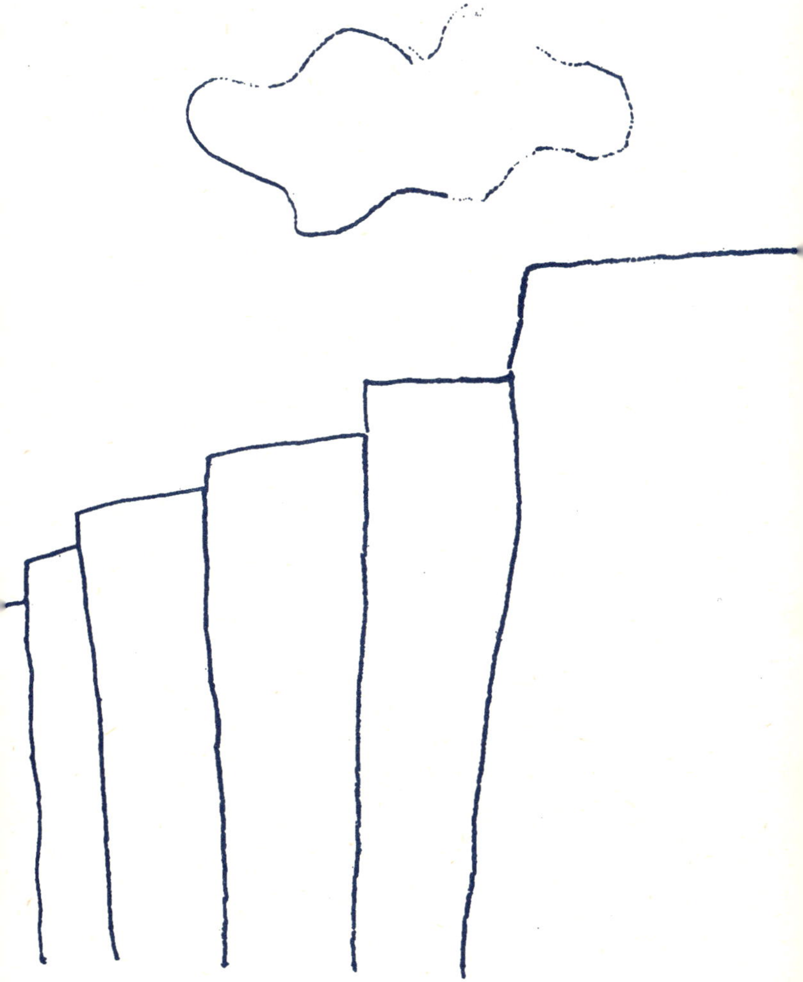

Qual doce que era mesmo mais doce?

Doce caseiro, que nem todos têm alma de confeiteiro. Simples, rápido, fácil de preparar, e em pouca quantidade que é pra não sobrar. Fazer do doce um acontecimento, uma festa, dádiva dos frutos num certo momento: oferenda para as visitas, regalia para os da casa. E comer de colher rasa, degustada e repetida, no doce prazer que for o prazer de ser doce o sabor.

Seria o mascavo?

Muita gente usa, no lugar do açúcar branco. Do ponto de vista da saúde, é tão ruim quanto; mesmo quando se trata do verdadeiro açúcar cru, e não do branco escurecido com melado, o índice de sacarose é alto — de 60 a 70% do total. E interfere muito no paladar das coisas. Por isso, quando pensar em substituir os ingredientes daquela receita deliciosa da sua avó para deixá-la mais natural, desanime um pouco. Ou não, vá em frente e procure outra coisa para adoçar. Mas a verdade é que essas receitas antigas são muito marcadas pelo açúcar branco, que determina também sua consistência, geralmente ao lado de manteiga aos montes, ovos idem e farinha refinadíssima. Como não deve ser esse o caminho que você está procurando,

Seria o mel?

Se você é um urso e vai hibernar o inverno todo, passe na lojinha natural mais próxima e escolha uma das muitas marcas de mel que há no mercado: a grande maioria tem garantia de pureza. Isso é uma conquista dos últimos anos,

devido à explosão da demanda por produtos naturais no mundo inteiro. A apicultura se firmou.
Mel solta catarro. Lubrifica os intestinos. Alegra a alma. É doce, picante, ácido e amargo ao mesmo tempo, por isso tem valor medicinal, principalmente para limpar pulmões e intestinos. Altamente energético: duas colheres de sopa de mel produzem 35 calorias. Porém, vitaminas e minerais? Zero. Por isso, se você não está com tosse nem é um urso, que tal dar uma chance ao

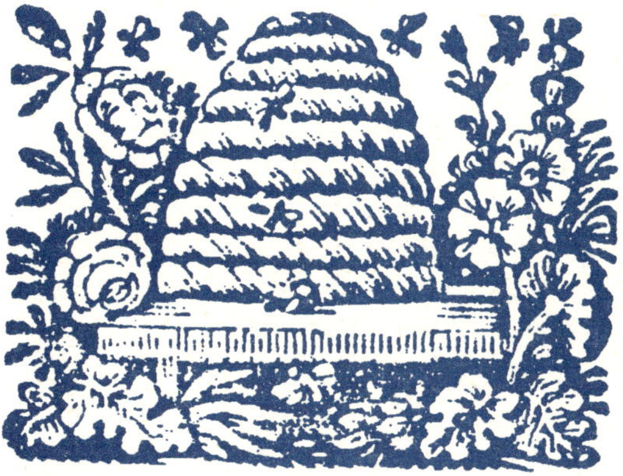

melado de cana?

Como alimento, dá no mel de dez a zero: duas colheres de sopa de melado têm 272 mg de cálcio, 102 mg de magnésio, 6 mg de ferro, 1.170 mg de potássio, 24 mcg de selênio e apenas 20 calorias.
Uma caloria é a quantidade de energia necessária para aumentar a temperatura de um quilo de água em um grau centígrado, na pressão atmosférica normal. Comidas, dentro do corpo, produzem calorias que gastamos para viver. Se a quantidade de calorias que obtemos da comida é igual à que gastamos, ótimo. Se é maior, engordamos. Se é menor, emagrecemos. Se forem calorias com bons nutrientes, ficamos fortes. Se não forem, nosso futuro é gordo, fatigado, lerdo...

E os outros melados?

São mais raros, mas há. O de sorgo, por exemplo, que é um cereal da família do painço; no Brasil só se usa como forragem para o gado. O sabor é gostoso, parece de frutas, e contém bastante ferro. Outro melado é o de malte, feito principalmente de cevada, embora o trigo, o arroz e uma combinação de cevada e milho também sirvam. Primeiro se deixa a cevada de molho; ela brota; nessa brotação estão as enzimas que vão atuar sobre o amido dos cereais transformando-o em glicose. O passo seguinte é secar e moer os brotos, obtendo um pó que já é o malte. Mistura-se então esse malte com cevada, arroz, trigo ou milho cozidos, juntando água e aquecendo até 80 graus centígrados. Em menos de uma hora todo o amido estará transformado em açúcar, e agora é só coar e cozinhar até obter uma calda grossa. Quem se lembra das balinhas de cevada da Sonksen? O sabor é aquele. O teor de sacarose desses melados varia de 50 a 60%.

Karo, aquele xarope que deriva do amido de milho, é 75% açúcar, sem nada mais a dizer. Maple, aquele xarope de seiva de bordo que os americanos adoram, também é paupérrimo em nutrientes. Duas colheres de sopa de maple geram 100 calorias, enquanto Karo gera 116.

E o amasake?

Coisa de japonês, cuja lavoura predominante sempre foi o arroz, do qual se fazia tudo: papel, telhado, paredes, colchões, sapatos, chapéus, armaduras de guerra, leite pra dar às crianças e, claro, cachaça que ninguém é de ferro.

O amasake é o começo do sakê.

Primeiro você tem que obter o koji, que é o fermento. Se não tiver de quem comprar, deixe meio quilo de arroz branco de molho durante 12 horas em água mineral ou de fonte limpa; cozinhe no vapor até os grãos ficarem bem macios; coloque num saco de algodão, ponha dentro de um caixote de papelão ou madeira forrado com folhas de bananeira e cubra com um cobertor. Se estivermos no outono, junte ao arroz 10 a 20% de cinzas de folhas caídas das árvores (torre antes na frigideira) que elas ajudam a formar o fermento e evitam contaminações (dica do Hiroshi Seó no maravilhoso livrinho Unidade da Vida, sobre agricultura natural). 24 horas depois abra o saco e remexa bem, voltando a cobrir o caixote; repita a operação 24 horas mais tarde. Os grãos terão virado koji quando estiverem cobertos por um algodãozinho clarinho. Se apresentarem fungos esverdeados, vermelhos ou pretos, jogue tudo fora: houve contaminação. Caso contrário, seque ao sol e guarde para usar quando quiser.

Agora, podemos fazer o amasake misturando o koji com arroz integral, aveia ou cevada bem cozidos e meio aguados. Basta misturar 1 parte do koji com 2 do cereal escolhido e cozinhar em fogo muito baixo, sem ferver, durante 5 ou 6 horas. Ou então deixar no caixote durante 24 horas e acender uma lâmpada de 100W dentro. O resultado é uma papa muito doce. Ferva para interromper a fermentação.

Coma puro, passe na peneira se quiser um creme, bata o creme com água se quiser uma bebida. Chame de iogurte de arroz se for oferecer às visitas, elas entenderão tudo. E guarde no congelador porque azeda fácil.

E os concentrados de frutas?

A maçã é um adoçante inacreditável e de paladar muito delicado, que não interfere nem um pouco com o sabor do resto. Quanto mais cozida mais doce, sempre indo ao fogo sem água e com uma pitada de sal ou misso. Você pode utilizar desde a compota, quando as maçãs ainda estão em pedaços e com bastante calda, até a manteiga de maçã, que é a própria compota cozida e mexida até virar uma pasta marrom extremamente doce. E pode fazer o concentrado de maçã propriamente dito: transforme maçãs em suco; ponha pra cozinhar 3 horas em fogo baixo com 1 pitada de sal. Use puro nas receitas que levam líquidos, ou dilua 2 colheres de sopa num copo d'água e terá um refresco.

Bananas, figos, abacaxi, mamão, caqui, ameixa-preta, passas, tâmaras, damascos e bananas-passa também são ótimos para dar doçura; é ideal ter algumas dessas pastas de frutas semprå à mão. Banana-passa, então, é o maior quebra-galho, e as crianças adoram.

Só uma coisa: frutas contêm frutose, e frutose demais também atrapalha. Inibe a liberação de glicogênio para o sangue e faz a gente sentir uma falsa necessidade de ingerir mais glicose.

E tem a stévia,

que é uma folhinha verde 300 vezes mais doce que o açúcar e não tem contra-indicações. Realmente adoça. Um chá de stévia com meio limão dá uma limonada pra ninguém botar defeito, melhor ainda se levar também umas folhinhas de anis ou hortelã para disfarçar um sabor meio amarguinho que fica lá no fundo. Uma colher de chá de folha, inteirinha ou em pó, adoça um litro d'água. É ideal para usar em bolos, biscoitos, pudins, refrescos. Faça suas próprias experiências: no mínimo seu pâncreas vai sentir que ela é melhor do que todos os outros adoçantes.

Quanto à stévia em pó, olho no rótulo — a mais conhecida marca comercial tem apenas 2% de steviosídeo e o resto é sacarina. Como é que os órgãos fiscalizadores não enxergam esse abuso?

Vade retro, açúcar!

Um truque é ter sempre na geladeira batatas-doces cozidas, abóbora japonesa assada com casca, um litro de leite de arroz para bater com um pedaço de fruta, bananas-da-terra cozidas em seu próprio suco, essas coisas. Doces, refrescantes, distraem a boca e matam a vontade sem despertarem tanta compulsão quanto um vidro cheio de biscoitinhos.

Hem? Você quer a receita dos boiscoitinhos?

Ah, sei. Come a batata cozida e mais os biscoitinhos.

Então tá. Aí vão várias receitas.

Mas espero sinceramente que você tenha cada vez menos utilidade para elas!

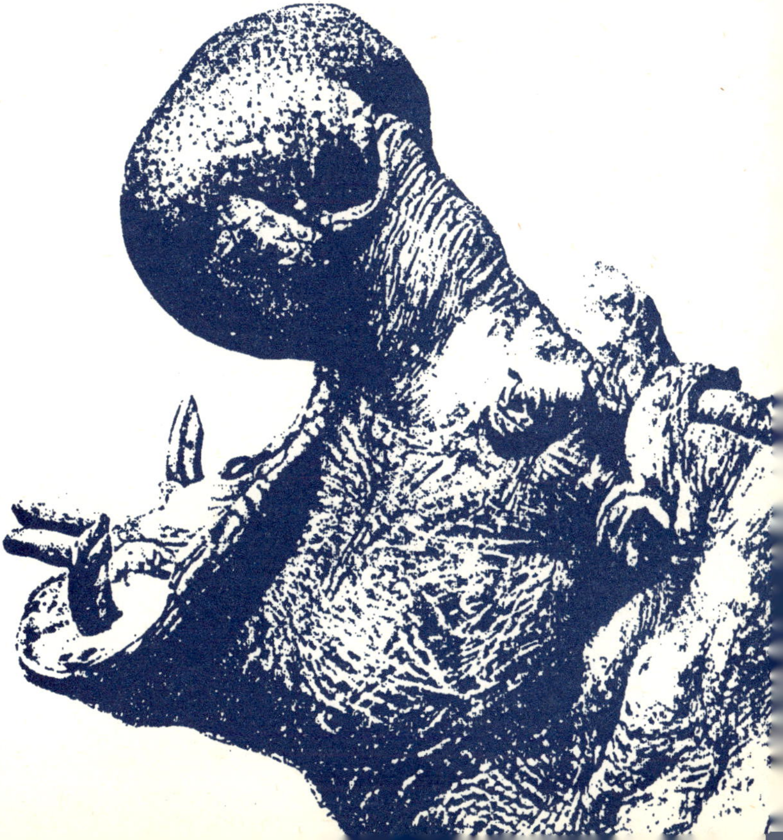

- *prefira panelas grossas, de ferro, aço, barro ou pedra-sabão*
- *alumínio e chá não combinam, melhor ágate, louça, pirex, inox*
- *colheres, só as de pau*
- *forno sempre quente antes de usar*
- *para biscoitos, use o fundo do tabuleiro virado ao contrário que o calor circula mais*
- *não se esqueça da famosa pitada de sal marinho, que puxa a doçura natural das coisas*
- *qualquer líquido indicado pode ser substituído por chá de stévia, erva-doce, hortelã, anis, chá mu, cerveja, amasake, leite de arroz, de aveia, de castanhas de caju, de passas, suco de frutas, concentrado de maçã*
- *dê preferência às frutas da estação*
- *gelatina comum pode ser substituída com vantagens por gelatinas de algas, em barra ou em pó, ou por araruta*

- *gelatinas de algas e farinha de araruta servem para engrossar qualquer creme*
- *aveia em flocos tostada e batida no liquidificador também, só que precisa cozinhar mais*
- *o arroz integral que começou a azedar fica uma delícia em pães, bolos, biscoitos, muffins e panquecas*
- *a água em que você cozinhou o macarrão integral ou sarraceno vira fermento natural se for guardada em vidro tampado por 48 horas*
- *fermento em tabletes é biológico, fermento em pó é químico*
- *bolos de farinha integral crescem menos que bolos de farinha branca*
- *farinha de sarraceno misturada à de trigo dá mais leveza aos bolos*
- *misturas de farinhas diversas costumam ficar interessantes*
- *há uma doçura natural nos cereais cozidos e assados, basta realçar*

Leites

Já que o de vaca produz catarro e tem muito hormônio, o jeito é sair em busca das alternativas clássicas: leites vegetais.

Leite de arroz

Cozinhe 1 copo de ARROZ INTEGRAL CATETO com 8 copos de ÁGUA durante 1 hora na pressão, em fogo baixo, observando se a válvula está chiando direitinho (se entupir, tire do fogo e limpe). Pronto? Deslique, espere a pressão baixar, destampe: o creme que fica na superfície é o leite de arroz, que você guarda na geladeira e usa puro, diluído, batido com frutas, engrossando sopas e cremes, nas receitas de bolos e pudins. Excelente alimento para os bebês na época do desmame. Pode ser misturado com ARROZ MOTI.

Leite de aveia

1/2 xícara de AVEIA EM FLOCOS levemente tostada
4 a 5 xícaras de ÁGUA DE COCO OU COMUM
1 pitada de SAL
Cozinhe durante 30 minutos depois que ferver, em fogo baixo, e bata no liquidificador. Se quiser mais fino, peneire.

Leite de castanhas e sementes

1/2 xícara de CASTANHAS DE CAJU levemente tostadas
1 colher de chá de MELADO (opcional)
1 1/2 xícara de ÁGUA fervendo
1 pitada de CARDAMOMO OU NOZ-MOSCADA
Ponha as castanhas no liquidificador com um pouco da água e vá derramando o resto aos poucos; junte o melado e o tempero no final. Faça o mesmo com SEMENTES DE GIRASSOL OU ABÓBORA, descascadas, é claro, e sem sal.

Leite de coco

Tradicional brasileiro, nutritivo, delicioso: rale o coco, ou bata no liquidificador com um pouco d'água durante bastante tempo, e esprema num pano fino.

BISCOITOS DE MANTEIGA DE AMENDOIM

2 xícaras de FARINHA DE TRIGO INTEGRAL
1 xícara de FARINHA DE TRIGO BRANCA
500 g de MANTEIGA DE AMENDOIM
2/3 xícara de ÓLEO DE MILHO
1/3 xícara de MELADO
1/2 colherinha de SAL
1 colherinha de BAUNILHA

Bata os ingredientes molhados até obter um creme, misture com a farinha. Faça os biscoitinhos da forma que preferir e asse em tabuleiro untado por 10 a 15 minutos.

BISCOITOS DE TÂMARAS, NOZES E COCO

1/2 xícara de TÂMARAS picadinhas
1 xícara de NOZES picadinhas
1 xícara de COCO ralado
1 xícara de FARINHA DE TRIGO INTEGRAL
1/2 xícara de SUCO DE LARANJA DOCE
1/4 xícara de ÓLEO DE MILHO
1 colher de RASPA DE LIMÃO
1 pitada de SAL

Misture bem, faça biscoitinhos redondos, afunde o centro com o dedo e recheie com pasta de frutas. Asse por 10 a 15 minutos em tabuleiro untado.

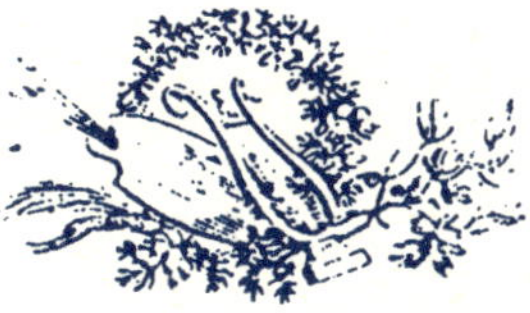

BISCOITOS DE MEL

1 copo de MEL

2 copos de FARINHA DE TRIGO INTEGRAL

1 OVO

1 colher de chá de CANELA EM PÓ

Bata o ovo com o mel até ficar um creme firme. Misture a farinha mexendo suavemente, faça pinguinhos numa fôrma untada e asse por 10 minutos.

BISCOITOS DE LANCHE

3 xícaras de AVEIA EM FLOCOS

1 1/2 xícara de FARINHA DE TRIGO INTEGRAL

1/2 xícara de MELADO

1 OVO ou 2 colheres de TOFU

3 ou 4 BANANAS maduras

NOZ-MOSCADA, CANELA EM PÓ, RASPA DE LIMÃO

PASSAS OU NOZES PICADAS

1 pitada de SAL

Misturar tudo, fazer biscoitos grandes e assar em fôrma untada por 20 minutos.

BISCOITINHOS FRITOS

3 copos de FARINHA DE TRIGO INTEGRAL

1 copo de ÁGUA, SUCO OU CHÁ DE STÉVIA

1 xícara de PASSAS OU BANANAS SECAS picadinhas

1 colher de sopa de ÓLEO DE GERGELIM

1 colherinha de CANELA EM PÓ

1 pitada de SAL

Amassar tudo, fazer rolinhos finos, cortar, prensar com o garfo, fritar em óleo bem quente e colocar em papel absorvente para secar direitinho a gordura, sim?

Biscoitos de gengibre

2 copos de FARINHA DE TRIGO INTEGRAL
1 copo de ARARUTA
1 colher de chá de FERMENTO FLEISCHMANN
1/2 xícara de TAHINE
1/2 xícara de ÓLEO DE MILHO
1 ovo ou 2 colheres de sopa de TOFU
1 xícara de MELADO
1 colherinha de SUMO DE GENGIBRE
1 colherinha de RASPA DE LIMÃO
1 colherinha de CANELA EM PÓ
1 pitada de SAL
Bater o ovo, se for o caso, antes de misturar com o resto; mexer a massa levemente até ligar. Passar farinha nas mãos, formar biscoitos, assar 10 a 15 minutos em tabuleiro untado.

Biscoitos de gergelim

1 xícara de sementes de GERGELIM
1 1/2 xícara de FARINHA DE TRIGO INTEGRAL
1 xícara de AVEIA EM FLOCOS
1/2 xícara de ÓLEO DE MILHO gelado
1/2 a 1 xícara de SUCO, ÁGUA OU CHÁ DE STÉVIA
2 colheres de sopa de TAHINE
1 colherinha de CANELA EM PÓ
1 pitada de SAL
Primeiro toste o gergelim e bata no liquidificador ou moa no suribachi; depois bata os ingredientes molhados até obter um creme; aí misture o resto todo. Faça rolinhos compridos, embrulhe em papel-manteiga e deixe gelar meia hora para ficarem firmes. Corte em fatias e asse de 10 a 15 minutos.

BOLACHINHAS DE COCO DA BIA MORAES

2 xícaras de FUBÁ
1/2 xícara de FARINHA DE TRIGO INTEGRAL
1 xícara de COCO RALADO
1 pitada de SAL
bastante RASPINHA DE CASCA DE LIMÃO
ÁGUA *suficiente para uma massa durinha*

Misture, deixe repousar por meia hora, faça as bolachinhas e asse até ficarem douradas.

BOLINHAS DE TÂMARA E GENGIBRE

1 1/2 xícara de TÂMARAS *picadinhas*
1 1/2 xícara de FARINHA DE TRIGO INTEGRAL
3 colheres de sopa de TAHINE
3 colheres de sopa de ÓLEO DE MILHO
3 colheres de chá de GENGIBRE RALADO
2 colheres de chá de CANELA EM PÓ
1 colherinha de café de NOZ-MOSCADA
2 OVOS *ou 4 colheres de sopa de* TOFU
1/4 xícara de MELADO
1 colher de sopa de VINAGRE DE MAÇÃ

Bata os ovos ou o tofu com o melado e o vinagre; misture separadamente os ingredientes secos; passe no liquidificador as tâmaras com o óleo e o tahine; misture tudo. Forme bolinhas e asse por 12 minutos em fôrma untada.

BOLO SIMPLES

3 xícaras de FARINHA DE TRIGO INTEGRAL
2 xícaras de FARINHA DE TRIGO BRANCA
2 colheres de sopa de FERMENTO EM PÓ
1/2 colherinha de SAL
1 1/4 xícara de ÓLEO DE MILHO
1 1/2 xícara de MELADO
1 colherinha de ESSÊNCIA DE BAUNILHA
1 xícara de SUCO DE MAÇÃ OU LARANJA DOCE
1/2 bloco de TOFU

Bata os ingredientes molhados no liquidificador até obter um creme; peneire os secos e misture bem, batendo à mão por alguns minutos. Unte a fôrma e asse por 45 minutos em forno alto, ou até o palito sair sequinho.

BOLO LIMA OHSAWA

500 g de FUBÁ
250 g de AVEIA EM FLOCOS FINOS
1 xícara de IOGURTE CASEIRO *(opcional)*
2 xícaras de SUCO DE LARANJA DOCE
1 xícara de FRUTAS SECAS *picadas*
1/2 xícara de NOZES OU CASTANHAS DE CAJU
1 punhado de PASSAS
1 colher de sopa de RASPINHA DE LIMÃO
1 colher de sopa de CANELA EM PÓ
1 colher de chá de CRAVO
1/2 colher de chá de NOZ-MOSCADA
1 colherinha de SAL

Misturar bem até virar uma papa grossa; colocar em fôrma untada e assar 1 hora em forno médio. É um bolo mais seco. Se você preferir molhadinho, aumente a quantidade de suco.

Bolo de 8 horas (quase 9!)

1 xícara de cenoura ralada
1 xícara de pasta de frutas ou passinhas picadas
2 ovos *ou 4 colheres de sopa de* tofu
3 xícaras de farinha de trigo integral
(ou substitua 1 xícara por fubá*)*
1/4 tablete de fermento
3 colheres de sopa de óleo de milho
1 colher de chá de canela em pó
2 colheres de sopa de tahine
1 xícara de qualquer líquido
1 colherinha de sal

Comece dissolvendo o fermento no chá; junte metade da farinha e deixe fermentar 3 horas. Junte então o óleo, o tahine e a pasta de frutas, ou as passinhas, e espere mais 3 horas. Aí misture o resto dos ingredientes e coloque em fôrma untada e polvilhada. Deixe crescer mais 2 horas e asse por 45 minutos em forno quente.

Bolo de aipim com coco da Joana

1 quilo de aipim
1 coco
1 xícara de água *(para o chá)*
2 colheres de sopa de folhas de stévia

Descasque e rale o aipim; cubra com água e deixe por 2 horas, esprema bem numa fralda pra tirar a goma (guarde pra fazer tapioca quando ela assentar no fundo da vasilha), molhe e esprema de novo. Faça um chá com a stévia, bata no liquidificador junto com o coco cortado em pedacinhos. Bateu? Misture 1/3 do resultado com o aipim; esprema o restante numa fralda e aproveite somente o caldo, que vai ser misturado ao bolo. Fôrma untada, cravinhos espetados aqui e ali, forno médio por 40 minutos.

Bolo com ovos

3 ovos

1 1/2 xícara de massa fermentada (faça um mingau grosso com farinha de trigo integral, cubra e guarde no forno durante uma noite)

1 1/2 xícara de maçãs ou bananas cozidas

6 colheres de sopa de fubá

6 colheres de sopa de farinha de trigo integral

3 colheres de sopa de melado ou rapadura

1 colher de sopa de tahine

1/2 colherinha de sal

1 colher de canela em pó

Primeiro bata as claras até ficarem em neve; junte as gemas, continue batendo. Vá misturando o resto, deixando o fubá e a farinha para o fim. Asse durante 45 minutos em fôrma untada e polvilhada.

Bolo de chocolate

1 xícara de farinha de trigo

3 colheres de sopa de cacau em pó

1 ovo

1/2 xícara de melado

1/4 xícara de qualquer líquido

1 colher de sopa de óleo de milho

1 colher de chá de fermento em pó

1/2 colherinha de café de bicarbonato

1 colherinha de café de sal

1/4 xícara de café pronto

1 colher de chá de essência de baunilha

Misture os secos. Bata o ovo e acrescente todos os outros ingredientes. Mexa bem. Unte uma folha de papel-manteiga e forre a fôrma; despeje a massa; ponha dentro de um tabuleiro com água e asse em forno médio durante meia hora. Espere esfriar para cortar.

Bolo simpático da Bia Moraes

1 xícara de ARROZ INTEGRAL COZIDO
2 xícaras de FLOCOS DE MILHO
2 xícaras de FUBÁ
1 xícara de GERME DE TRIGO (opcional)
1/2 xícara de FARINHA DE TRIGO INTEGRAL
1/2 xícara de FARINHA DE TRIGO BRANCA
1/4 xícara de ÓLEO DE MILHO
3 xícaras de ÁGUA MORNA
1 colherinha de SAL

Misture tudo e deixe a massa descansar no mínimo 6 horas, ou até fermentar. Antes de colocar na fôrma junte mais 1 parte de coco ralado, erva-doce a gosto e castanhas de caju torradas e picadas. Asse por 1 hora ou mais em forno médio.

Cobertura

Faça um chá bem forte com ERVA-DOCE, CANELA E GENGIBRE PICADO; bata 1 xícara de PASSAS com 1 do chá e 1 colher de sopa de ARARUTA; leve ao fogo. Quando ferver, ponha 1 pitada de SAL. Engrossa quando esfria.

Bolo de tapioca também da Joana

Ela põe a FARINHA DE TAPIOCA de molho num CHÁ DE STÉVIA com um punhado de sementinhas de ERVA-DOCE; espera inchar, faz bolinhos, põe num tabuleiro untado e assa. Serve com CANELA por cima. Às vezes substitui a água do chá por LEITE DE COCO, acrescenta CASTANHAS picadas, inventa à vontade!

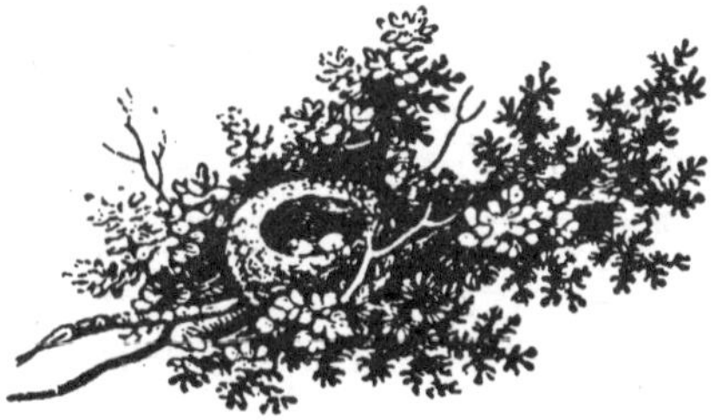

Bolo de cacau da Carla Saboya Ribeiro

6 copos de ÁGUA
6 copos de FARINHA DE TRIGO INTEGRAL
1 colher de sopa de FOLHAS DE STÉVIA, colocar em água fervendo e deixar 2 minutos
1 xícara de PASSAS deixadas de molho
6 colheres de sopa de CACAU EM PÓ
1 colherinha de PÓ DE CAFÉ
1 xícara de CASTANHAS DE CAJU picadas (ou NOZES, AVELÃS, CASTANHAS-DO-PARÁ)
3/4 xícara de ÓLEO DE MILHO
1 colher de sobremesa de BICARBONATO
1 colher de sobremesa de sementes de ERVA-DOCE
1 colher de sobremesa de RASPINHA DE LIMÃO
Mistura-se tudo, sem mistério; depois é assar 15 minutos em forno alto, 40 em forno médio e mais 5 em forno baixo.

Bolo de fubá também da Carla — com coco!

6 xícaras de FUBÁ
7 xícaras de ÁGUA OU SUCO
1/4 xícara de ÓLEO DE MILHO
1 1/2 xícara de PASSAS
3 xícaras de COCO RALADO
1 colher de sopa de folhas de STÉVIA
1 colher de café de BICARBONATO
1 pitada de SAL
Prepare logo um tabuleiro de 20 por 30 cm, que a receita agrada. Primeiro faça o chá de stévia, fervendo água e adicionando as folhas, que vão ferver por 2 minutos. Espere esfriar. Agora peneire o fubá, junte o resto, aos poucos vá acrescentando o chá frio. Unte o tabuleiro, despeje a massa, mantenha o forno alto por 5 minutos e baixo por 1 hora. Sirva com canela em pó e raspa de limão.

Pão de mel do Elias e da Marly

5 xícaras de farinha de trigo integral, ou
4 de trigo e 1 de aveia, fubá ou trigo-sarraceno
1 xícara de melado
1/2 xícara de mel
2 colheres de chá de bicarbonato
2 colheres de sopa de cacau em pó
1 colherinha de noz-moscada ralada
1 colherinha de casca de laranja ralada
1 colherinha de gengibre ralado
castanhas e frutas secas a gosto
2 copos de suco de fruta ou chá

Misture tudo; a consistência deve ficar pastosa. Asse em fôrma untada e forno brando por 40 minutos.

Pão de banana

1 xícara de farinha de trigo integral
1/2 xícara de fubá
1/2 xícara de farinha de trigo branca
1 1/2 colher de chá de fermento em pó
1/2 colherinha de bicarbonato
1/2 colherinha de sal
1/3 xícara de óleo
1/3 xícara de melado
1 colherinha de essência de baunilha
1 colher de chá de cacau em pó dissolvido em
1/2 xícara de água ou chá
1 ovo ou 2 colheres de sopa de tofu
2 bananas maduras

Amasse as bananas; bata os ingredientes molhados no liquidificador; peneire as farinhas e misture tudo para obter uma boa massa. Asse por 45 minutos em forno alto e fôrma untada. Se quiser junte raspas de limão e de laranja, cravo e canela.

Pão com leite de soja

2 xícaras de FARINHA DE TRIGO INTEGRAL
1/2 xícara de FARINHA DE TRIGO BRANCA
4 colheres de sopa de LEITE DE SOJA EM PÓ
3 colheres de sopa de FARINHA DE SOJA
3 colheres de sopa de GERME DE TRIGO
1 colher de sopa de MELADO
1 colher de sopa de TAHINE OU ÓLEO DE GERGELIM
1 tablete de FERMENTO FLEISCHMANN
1 colherinha de SAL

Primeiro dissolva o fermento em água morna; depois misture tudo. Amasse bastante, coloque em fôrma untada, deixe crescer de 2 a 3 horas e asse em forno médio por 40 minutos.

Pão doce com misso

4 xícaras de FARINHA DE TRIGO INTEGRAL
1 xícara de FARINHA DE TRIGO BRANCA
1 xícara de sobra de GRÃOS COZIDOS
1 xícara de FRUTAS SECAS *picadas*
2 xícaras de ÁGUA *quente*
2 colheres de sopa de MISSO
3 colheres de sopa de ÁGUA DO COZIMENTO DO MACARRÃO *(fermenta!)*

Dissolver o misso num pouco d'água, juntar os outros ingredientes menos 1 xícara de farinha e bater 10 minutos. Cobrir com um pano e deixar repousar uma noite em lugar morno, dentro do forno, por exemplo. No dia seguinte bater mais 5 minutos, adicionar a farinha restante e amassar bem por 10 minutos. Colocar na fôrma untada, cobrir e deixar crescer.

Assar durante 1 hora em forno quente e mais 30 minutos em forno médio, ou até bater no pão e ouvir um som oco.

PÃO DOCE DE CEBOLA

1/2 xícara de FARINHA DE ARROZ
1/2 xícara de FARINHA DE TRIGO-SARRACENO
1/2 xícara de MAISENA
1 1/2 colher de sopa de FERMENTO EM PÓ
1/4 xícara de SUCO OU CHÁ DE STÉVIA OU ALGUM LEITE
2 GEMAS *de ovos*
2 CLARAS *em neve*
1/4 xícara de MELADO
1/4 xícara de ÓLEO DE MILHO
2 colheres de sopa de TAHINE
2 xícaras de CEBOLA *picada*
1/2 xícara de SEMENTES DE GERGELIM *tostadas*
1 colherinha de SAL

Junte o fermento ao suco ou chá, acrescente 2 colheres da farinha de trigo-sarraceno, cubra e deixe fermentar. Bata as gemas com melado, óleo e tahine para obter um creme. Refogue a cebola no óleo até ficar douradinha; ponha o sal. Misture a todos os outros ingredientes, deixando as claras em neve para o fim (quando elas entrarem, misture bem de leve). Se achar que ficou muito seco ponha mais suco ou chá. Despeje em fôrma untada e polvilhada, deixe aumentar 1/3 no tamanho e asse durante 45 minutos em forno quente.

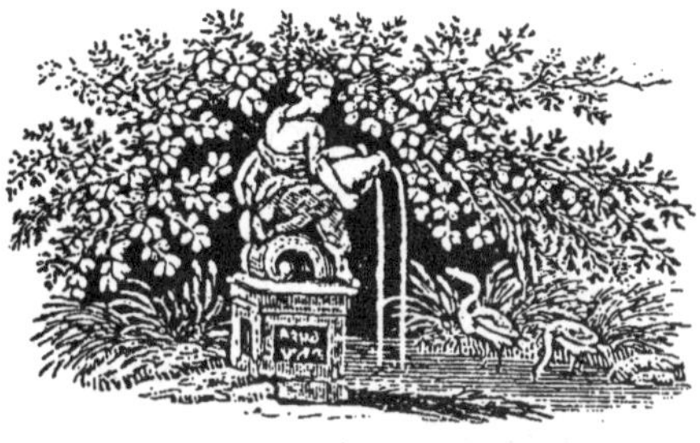

PANETONE

1/2 xícara de COCO ralado
1/2 xícara de GERGELIM torrado
3 xícaras de ÁGUA, CHÁ, SUCO OU ALGUM LEITE
1/2 xícara de MEL
1/2 xícara de CASTANHAS DE CAJU picadas
1/2 xícara de PASSAS
1/2 xícara de BANANAS SECAS picadinhas
1 colher de sopa de sementes de ERVA-DOCE
1 xícara de FUBÁ FINO
FARINHA INTEGRAL até dar consistência

Amasse tudo na véspera, ponha numa fôrma estreita e alta, deixe crescer durante a noite e asse por 45 minutos em forno quente.

MUFFIN

(é um bolinho que se faz numa forminha maior do que a de empada)

2 xícaras de FARINHA DE TRIGO INTEGRAL
1 xícara de FUBÁ
1 colher de sopa de FERMENTO EM PÓ
1 colher de chá de CANELA EM PÓ
1/4 xícara de MELADO
1/2 xícara de ÓLEO DE MILHO
3/4 xícara de ÁGUA
2 OVOS ou 4 colheres de sopa de TOFU
1 pitada de SAL

Bata os molhados no liquidificador; misture os secos entre si e junte tudo, sem bater. Ponha em forminhas untadas e asse por 20 minutos em forno alto. Acrescente CASTANHAS PICADAS, PASSINHAS OU FRUTAS SECAS se quiser.

Muffin da Bia Moraes

1 xícara de ARROZ INTEGRAL cozido
2 xícaras de FUBÁ
2 xícaras de FARINHA DE TRIGO BRANCA
1 xícaras de FARINHA DE TRIGO INTEGRAL
2 colheres de sopa de ÓLEO DE MILHO
1 pitada de SAL
ÁGUA OU CHÁ até formar um creme grosso
Deixar fermentar durante uma noite. Misturar 2 colheres de sopa de erva-doce; rechear com banana-passa picadinha; colocar nas forminhas untadas e assar por 45 minutos a 1 hora.

Pão Doce, letra e música de Carlos Sandroni

Não adianta mentir pra mim mesmo
ficar me enganando, tentando dizer
que nunca na vida, nunca na vida
eu gostei de pão doce
porque por mais que eu tente esconder
a verdade é que eu adorava pão doce
não podia passar sem pão doce
bastava ver padaria
que logo eu ia, que logo eu ia comprar

Não adianta mentir pra mim mesmo
porque no fundo, porque no fundo eu sei muito bem
que essa história toda de não comer açúcar
que essa história toda de não comer pão branco
que essa história toda de viver de mel e de pão integral
isso tudo só foi começar muito depois

Depois de um tempo em que eu era
tão completamente ingênuo
tão sem força de vontade

que as doces delicadezas
de qualquer guloseima
lânguidas me seduziam
e minha língua sofria
de incontrolável fascínio
por cremes dourados
e frutas cristalizadas
feito rubis incrustadas
nas crostas crocantes dos pães

Mas hoje, hoje tudo é diferente
se eu olho pruma padaria
me ponho cismando, chego a duvidar
— como é que pôde um dia
eu ter entrado tanto lá

Porque por mais que eu queira
mais que eu queira
mentir pra mim mesmo
ficar me enganando
tentando dizer que nunca na vida
nunca na vida eu gostei de pão doce
fazendo um exame detido, sendo sincero
eu tenho que admitir que a verdade
meus amigos
(pelo menos no que tange a trigos)
a verdade no duro, doa a quem doer
a verdade é que eu adorava pão doce
a verdade é que eu adorava pão doce
a verdade é que eu adorava pão doce

Pastel de forno

1 xícara de FARINHA DE TRIGO INTEGRAL
2 xícaras de FUBÁ
1 OVO
1/2 xícara de ÓLEO DE MILHO
1 pitada de SAL
ÁGUA FRIA *até dar ponto*

Misture bem e sove a massa com vontade: ela fica com a consistência do lóbulo da orelha. Abra com um rolo, corte círculos com um copo ou uma cumbuca, recheie e feche apertando bem as bordas com um garfo. Pincele com gema de ovo e sementes de gergelim. Asse durante 45 minutos em forno médio.

Recheio

1 xícara de CASTANHAS DE CAJU OU NOZES *picadas*
1 xícara de PASTA DE FRUTAS
1 xícara de sobras de CEREAIS COZIDOS

Misture e mande!

Panqueca com ovo

1 copo de LÍQUIDO *(chá, cerveja, suco, algum leite)*
2 OVOS *ou 3 colheres de sopa de* TOFU
3 colheres de sopa de FARINHA DE TRIGO OU
2 de TRIGO *e 1 de* TRIGO-SARRACENO
SAL
CANELA EM PÓ

Bata tudo no liquidificador e faça panquecas finas em frigideira untada.

Panqueca sem ovo

2 xícaras de FARINHA DE TRIGO INTEGRAL *tostada*

1/2 colherinha de SAL

Misture com SUCO DE FRUTA, ALGUM LEITE OU CHÁ DE STÉVIA *até virar um mingau fino. Deixe uma noite fermentando e faça panquecas finas em frigideira untada.*

Massa folheada

3 copos de farinha de TRIGO INTEGRAL

3 colheres de sopa de ÓLEO DE GERGELIM

1 colher de chá de SAL

3/4 copo de ÁGUA, CHÁ OU SUCO

Deixe por uma hora os ingredientes na geladeira e também a tigela onde for amassar. Misture o óleo, o sal e a farinha até obter uma farofa uniforme; acrescente água gelada e amasse levemente. Abra com um rolo; polvilhe com farinha branca; dobre 3 vezes, estenda de novo com o rolo. Repita a operação mais 2 ou 3 vezes, sempre polvilhando a massa. Divida em duas partes. Coloque uma delas na fôrma untada, recheie, cubra com o restante da massa. Devolva à geladeira por mais uma hora. Pincele com gema de ovo e asse em forno forte durante 45 minutos.

Recheio

FRUTAS FRESCAS, *cortadas em fatias finas, ou*

PASTA DE FRUTAS, *ou*

o que você inventar!

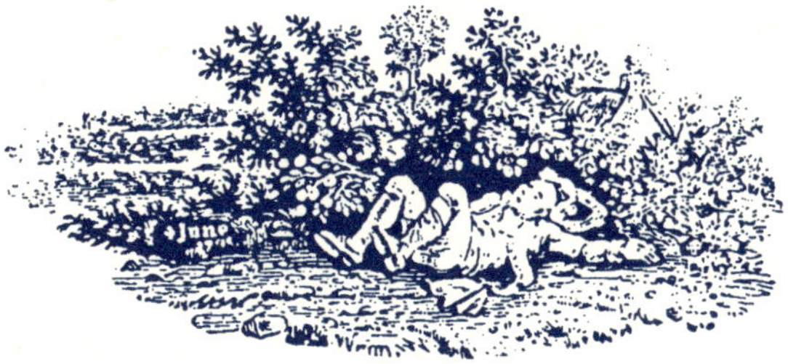

Strudel de maçã

300 g de farinha de trigo integral
200 g de farinha de trigo branca
1 1/2 copo de água, chá de stévia, suco ou algum leite
2 colheres de sopa de óleo de milho
2 colheres de sopa de tahine
1 colherinha de sal
2 maçãs
1 xícara de passas brancas

Esquente a água com o sal, bata no liquidificador com óleo e o tahine, junte as farinhas. Sove bem a massa, que deve ficar fina e liguenta; deixe descansar uma noite.

Na manhã seguinte abra com o rolo. Faça uma compota com as maçãs, as passas e uma pitada de sal ou misso, amasse e deixe em fogo baixo numa panela grossa, sem tampa, até apurar o ponto. Coloque todo o recheio no centro da folha de massa aberta e feche como um envelope. Asse por uma hora em forno quente, tabuleiro untado e polvilhado; ponha no forno uma cuiazinha com água para que a crosta do strudel não fique seca demais.

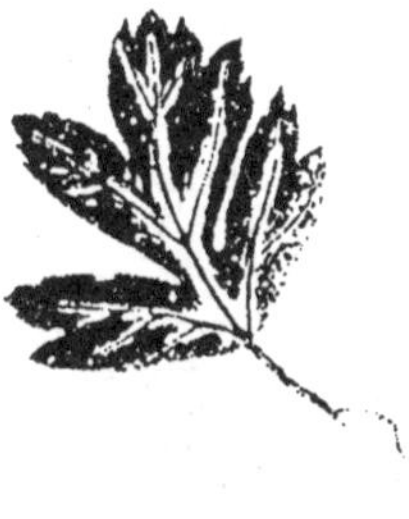

Torta de maçã

A receita é para uma torta coberta. Se você quiser massa só na parte de baixo, faça meia receita.

2 1/2 xícaras de FARINHA DE TRIGO INTEGRAL
1/2 xícara de FARINHA DE ARROZ
3 colheres de sopa de CAFÉ INSTANTÂNEO
1/2 xícara de ÁGUA OU CHÁ, *gelados*
1/2 xícara de ÓLEO DE MILHO *gelado*
1 CLARA DE OVO
1/2 colherinha de SAL
1 colher de sopa de MISSO
1 colher de chá de CANELA
1 colher de chá de GENGIBRE *ralado*
1 colherinha de café de ESSÊNCIA DE BAUNILHA

Misture os secos entre si; misture os líquidos entre si; misture tudo lentamente, mexendo com uma colher de pau até obter uma boa consistência. Divida em 2 partes, cobrindo uma delas com pano úmido e abrindo a outra com um rolo. Abriu? Estenda num tabuleiro untado, pincele com a clara de ovo.

Recheio

Descasque e pique maçãs suficientes para 8 a 10 xícaras, junte 1 colher de chá de canela em pó e 1 colher de sopa de misso diluído num tiquinho d'água. Dissolva também 4 colheres de araruta nessa água, despeje tudo sobre as maçãs. Deixe repousar 10 minutos.

Coloque o recheio sobre a massa no tabuleiro; abra a massa restante com um rolo, cubra, enfeite, pincele com gema de ovo. Asse em forno bem quente por 15 minutos e mais 30 em forno médio.

Variações

Faça a massa e asse por 10 a 12 minutos, aí coloque o recheio já cozido. Ou faça a massa usando flocos de aveia em vez de farinha de trigo, asse até ficar crocante (15 a 20 minutos) e recheie.

Torta de ricota ou tofu

3 xícaras de FARINHA DE TRIGO INTEGRAL
3 colheres de sopa de ÓLEO DE MILHO
1 colher de sopa de TAHINE
1 colherinha de NOZ-MOSCADA
1 colher de sopa de MELADO
1 colher de chá de RASPAS DE LIMÃO
1 colher de café de SUMO DE GENGIBRE
ÁGUA *até dar consistência firme,* OU CHÁ, OU SUCO
Amasse com as pontas dos dedos, sem sovar; deixe descansar por 2 horas.

RECHEIO
250 g de RICOTA FRESCA OU TOFU COZIDO
1 colher de chá de CASCA DE LARANJA *ralada*
1 colher de chá de CANELA EM PÓ
1 xícara de FRUTAS SECAS E CASTANHAS OU NOZES *picadas*
3 colheres de sopa de MELADO OU PASTA DE FRUTAS
2 ovos (opcional)
Misture tudo muito bem; estenda a massa num tabuleiro untado, deixando um pouco para enfeitar; recheie; faça rolinhos finos com a massa restante e cruze por cima do recheio; asse em forno médio por 50 minutos. Para variar, use somente PASSAS EMBEBIDAS EM VINHO DO PORTO *em vez de frutas secas, e substitua o melado por* MEL.

Torta de abóbora com maçã

Para a massa, use 1 parte de AVEIA EM FLOCOS *e 2 de* FARINHA DE TRIGO INTEGRAL, ÓLEO DE MILHO *até formar uma farofa grossa, 1 pitada de* SAL, ÁGUA FRIA OU CHÁ *para dar consistência, e umas gotas de gengibre. Para o recheio, cozinhe pedacinhos de* ABÓBORA *e de* MAÇÃS *em partes iguais, com* CANELA EM PAU *e uma pitada de* SAL, *fogo baixo, sem água. Enfeite com* RASPINHA DE LIMÃO *depois que tirar do forno.*

BAKLAVA DE CAJU

É aquele doce árabe folheadinho que se vê nas vitrines, cheio de calda, aqui em versão cearense.

MASSA

Aqueça 2/3 xícara de ÓLEO DE MILHO, 1 colher de chá de SAL, 1 1/2 xícara de SUCO DE MAÇÃ OU CHÁ DE HORTELÃ OU STÉVIA. Apague o fogo. Bata bem e misture com 4 xícaras de FARINHA DE TRIGO INTEGRAL. Amasse até a consistência ficar firme. Sove mais 5 minutos e deixe em lugar morno por uma hora. Depois disso corte a massa em 5 pedaços iguais, role em ARARUTA, cubra com um pano úmido e deixe descansar mais meia hora. Polvilhe com araruta a mesa em que vai trabalhar. Abra a massa em folhas bem finas, quase transparentes; ponha uma delas no fundo da fôrma untada, pincele com ÓLEO DE MILHO, ponha outra. Arrume o recheio por cima. Coloque então a terceira folha, pincele, coloque a quarta, pincele, finalmente a quinta. Faça cortes em cruz com uma faca afiada, de maneira que cada porção fique com uma cruz no meio; isso é para o doce ficar abertinho depois. Derrame a calda por cima antes de assar durante 40 minutos em forno alto (ou até ver que está bem crocante).

RECHEIO

Misture 3 xícaras de CASTANHA DE CAJU picada com 1 colher de sopa de CANELA EM PÓ, 1 colher de chá de HORTELÃ SECA e 1 pitada de sal.

CALDA

Ponha numa panela 1/2 xícara de ÓLEO DE MILHO, 1/3 xícara de MELADO OU MEL, 2 colheres de chá de CANELA EM PÓ, raspas da CASCA DE 1 LARANJA E DE 1 LIMÃO. Quando ferver apague, junte 1 colher de sopa de SUMO DE LIMÃO e pronto.

Pizza doce

2 xícaras de FARINHA DE TRIGO INTEGRAL
1 xícara de FARINHA DE TRIGO BRANCA
1/2 xícara de ÓLEO DE MILHO
1 xícara de SUCO DE FRUTA OU CHÁ DE STÉVIA
1/4 de xícara de MELADO
2 ovos batidos
2 colheres de chá de CANELA EM PÓ
1 colher de sopa de RASPA DE CASCA DE LIMÃO OU LARANJA
1 colherinha de SAL
1 colher de sopa de FERMENTO EM PÓ

Dissolva o fermento em 1/2 xícara de suco ou chá quente, junte o melado, mexa e deixe repousar 5 minutos ou até surgirem bolhas. Junte os ovos batidos e a farinha; terá uma massa fina. Bata bem. Cubra a vasilha e espere a massa dobrar de tamanho; junte agora o óleo, o sal e bata mais. Vá juntando os outros ingredientes, reservando 1/2 xícara de farinha, até a massa ficar dura de bater. Sove agora com força e com vontade, numa superfície polvilhada com a farinha que ficou reservada. Unte uma tigela, guarde a massa dentro, cubra e espere até dobrar novamente de tamanho. Abra com um rolo, estenda num tabuleiro untado, deixe crescer novamente até dobrar. Coloque no forno quente e asse durante 10 minutos; retire, recheie e devolva ao forno por mais 5 ou 10 minutos.

Recheio

Faça 2 copos de SUCO DE MELANCIA, *batendo no liquidificador e coando para tirar os caroços, e reserve. Refogue em* ÓLEO DE MILHO *2* CEBOLAS GRANDES *cortadas em gomos até ficarem transparentes. Junte 1/2 xícara de* AMEIXAS-PRETAS *picadas e uma pitada de* SAL*; rale diretamente na panela 2* MAÇÃS *sem casca. Refogue mais um pouco, ponha o suco de melancia, abaixe o fogo e deixe cozinhar, sem tampa, durante 10 minutos. Se quiser um molho mais espesso dissolva num* *tiquinho d'água 1 colher de chá de* ARARUTA *e junte à mistura, mexendo sempre para não encaroçar. Espalhe* UVAS VERDES *partidas ao meio, ou pedacinhos de* ABACAXI *bem doce, sobre a massa no tabuleiro; pesque os ingredientes sólidos do molho e arrume na massa; derrame o molho por cima e polvilhe com* ORÉGANO.

Se quiser, depois do molho e antes do orégano estenda uma camada fina de MUSSARELA.

CREMOSIDADES GELADAS

MANJAR BRANCO DE LUÍS PAULO E BÁRBARA

4 xícaras de COCO RALADO
4 xícaras de ÁGUA bem quente, OU CHÁ DE STÉVIA
4 colheres de chá de ÁGAR-ÁGAR em pó (gelatina de algas)
2 colheres de sopa de EXTRATO DE MALTE (se não usar stévia)
1 pitada de SAL

Ponha o coco ralado de molho na água e deixe descansar 5 minutos. Bata no liquidificador e peneire. Esprema bem o bagaço e guarde para outra coisa. Leve o leite de coco ao fogo, junte o extrato de malte se for o caso, o ágar-ágar e o sal. Mexa até ferver, abaixe o fogo e continue mexendo por mais 5 minutos. Tire do fogo e despeje numa fôrma de pudim molhada; depois de esfriar, coloque na geladeira.

CALDA

15 AMEIXAS SECAS e 1 1/2 xícara de ÁGUA OU CHÁ DE STÉVIA, tudo no fogo com 1 pitada de SAL e alguns pauzinhos de CANELA. Deixe ferver uns 5 minutos, desligue, tampe, espere 1 hora para as ameixas incharem. Ferva de novo, acrescente 4 colheres de sopa de EXTRATO DE MALTE se não usou stévia, cozinhe por 10 minutos mexendo com uma colher de pau. Deixe esfriar e derrame sobre o manjar.

USANDO O BAGAÇO

Junte com 3 xícaras de AVEIA EM FLOCOS GRANDES, 1 1/2 xícara de ÁGUA OU CHÁ DE STÉVIA, 3 colheres de sopa de ARARUTA. Se não usar a stévia, ponha 6 colheres de sopa de EXTRATO DE MALTE. Misture tudo, deixe descansar 15 minutos, forme bolinhas de gude com as mãos molhadas e asse por 1/2 hora em tabuleiro untado e forno quente.

Creme de banana

Bata no liquidificador 2 bananas maduras, *2 colheres de sopa de* manteiga de amendoim, *2 colheres de sopa de* concentrado de maçã, *2 colheres de* aveia instantânea. *Gele e pronto: sirva com* canela e raspinha de limão.

Paveia

Toste em fogo brando 2 xícaras de aveia em flocos grandes; *depois toste 1/2 xícara de* trigo-sarraceno. *Junte com 5 xícaras de* compota de maçãs e ameixas, *espalhe* raspinhas de limão e canela em pó. *Cubra com* gelatina de maçã ou amasake *e deixe algumas horas no congelador*

Curau de milho verde

Escolha 6 espigas de milho *bem clarinhas e rale; junte 2 copos de* chá de stévia *e coe num pano de fralda, espremendo bem. Prove. Se quiser um sabor mais doce, junte 1 ou 2 colheres de* mel ou melado. *Agora leve ao fogo, mexendo sempre até obter a consistência firme. Despeje em tacinhas molhadas e polvilhe com* canela em pó.

Se as espigas estiverem realmente verdinhas, dispense adoçante; basta colocar uma pitadinha de sal na hora de cozinhar e o curau ficará bem doce.

Creme de milho com coco

Rale 1 coco *médio, ponha de molho em 1 copo de* água quente *durante 5 minutos, esprema num pano de fralda. Agora rale 6* espigas de milho *bem verdinhas, junte com o leite do coco, esprema de novo na fralda. Leve ao fogo, mexendo sempre, até engrossar; não deixe ferver. Despeje numa fôrma untada com* manteiga ou óleo de milho *e ponha no forno por 1/2 hora. Sirva gelado.*

Pudim de pão

Bom para fazer com aquele pão integral que já está ficando duro. Ponha 1/2 quilo de pão seco de molho num chá de erva-doce e canela bem forte; esprema e reserve o líquido. Junte 1 colher de tahine, 2 colheres de araruta, 3 colheres de aveia em flocos finos, 1 pitada de sal, um punhado de passas escuras e/ou ou maçãs cozidas, até que a massa esteja bem uniforme. Tempere com meias colherinhas de cravo, canela, noz-moscada e raspa de limão. Unte a fôrma e deixe 1 hora no forno em banho-maria.

Gelatina de algas/kanten/ágar-ágar

Você pode usar a que vem em barras, chamada Kanten, ou a que vem em pó, chamada ágar-ágar; ambas são a mesma coisa, produto puríssimo do mar, nutritivo, cheio de minerais. Dissolva 1 barra ou 1 colher de sopa de pó em 1 litro de líquido; se quiser uma consistência mais firme, diminua o líquido.

Qualquer coisa vira gelatina — sucos de frutas, chás com frutas secas picadas, pastas de frutas, doces de legumes doces. Basta aquecer, misturar e gelar.

A receita também serve para gelatinas salgadas, galantines.

Mousse de frutas

6 folhas de gelatina branca ou 1 barra de kanten
1 xícara de água para dissolver a gelatina no fogo
1 colher de chá de raspa de limão
1 colher de chá de canela em pó
2 xícaras de frutas frescas ou cozidas

Dissolveu a gelatina? Então bata tudo, deixe gelar, bata de novo, coloque em tacinhas, geladeira novamente.

Mousse de goiaba

Aviso: o segredo é a peneira. Porque você pega 2 quilos de goiabas maduras, corta em 4 e põe na panela, espalhando por cima 1 colher de chá de misso diluída num pouquinho d'água. Fogo baixo; tampa. Quando as goiabas estiverem quase desmanchando, passe na peneira. Dissolva então meio pacotinho de gelatina ágar-ágar num pouco de água ou chá de stévia, misture ao creme e leve ao fogo para engrossar um pouco. Em vez de gelatina pode ser 1 colher de sopa de araruta. Ferveu?, cozinhe mais 1 minuto e apague o fogo. Sirva gelada.

Manjar de cacau

6 folhas de gelatina branca ou 1 barra de alga kanten
1/2 xícara de água no fogo para dissolver a gelatina
3 colheres de sopa de cacau em pó
2 xícaras de leite de coco
1 xícara de café pronto
1 xícara de melado
1 colher de sopa de tahine ou manteiga de amendoim
1/2 colher de chá de essência de baunilha
2 colheres de sopa de ameixa-preta picadinha
1 pitada de sal
Dissolva a gelatina, dissolva o cacau, bata com o restante no liquidificador e coloque em tacinhas na geladeira.

Gelatina de melancia com ameixas da Carla Saboya

1 litro de SUCO DE MELANCIA
2 colheres de sopa de ÁGAR-ÁGAR
1 colher de sobremesa de ARARUTA
1 pitada de SAL
20 AMEIXAS-PRETAS

Deixe as ameixas de molho para incharem. Ferva o suco durante 15 minutos com o sal, ponha as ameixas, ferva mais 10 minutos. Dilua a araruta e o ágar-ágar e acrescente. Cozinhe até ficar consistente. Despeje em tacinhas e gele. Tente com caqui, mamão, abóbora, o que pintar.

Pasta de frutas

Para todas as frutas a regra é a mesma: cozinhe as bem maduras, bastante tempo, sem água, com uma pitada de SAL *ou uma bolinha de* MISSO, *até desmancharem. Ponha* CRAVO *ou pauzinhos de* CANELA *se for o caso,* KUMMEL, CARDAMOMO OU ERVA-DOCE. *Guarde em potes na geladeira. Aproveite as frutas da estação, que são sempre mais doces e mais baratas. Frutas que mais se prestam:* BANANAS, MAÇÃS, MAMÃO, CAQUI, GOIABA, JACA, PÊSSEGOS, PÊRAS *— e frutas secas como* AMEIXAS, PASSAS, BANANAS, ABACAXI, DAMASCOS, FIGOS, CAQUIS.

Creme de banana com tofu da Carla Saboya

500 g de TOFU
500 g de BANANA-PASSA
1 pitada de SAL
RASPA DE LIMÃO, CANELA, ÁGUA OU CHÁ

Deixe a banana de molho em água ou chá suficiente para cobrir; ponha um prato com um peso em cima do tofu para espremer a água; cozinhe o tofu e a banana separadamente por meia hora. Bata o tofu com a banana e um pouco de sua água até chegar à consistência desejada; ponha nas tacinhas, gele, sirva com canela e raspa de limão.

Creme de aveia

1 xícara de AVEIA EM FLOCOS FINOS
4 a 6 xícaras de SUCO DE FRUTAS OU
CHÁ DE STÉVIA COM HORTELÃ E ERVA-DOCE
1/4 xícara de TAHINE
1 colherinha de SAL
2 colheres de sopa de MELADO

Toste a aveia até ficar douradinha; cozinhe com o líquido e o tahine por 20 minutos; deixe amornar, bata no liquidificador com o melado, um pouco de canela e um pouco de raspa de limão. Ponha mais líquido se quiser um creme mais fino. E junte cacau em pó pra virar chocolate. Ou substitua o chá por café e sirva com castanhas de caju picadinhas.

Sorvete de frutas da Bia Moraes

Faça com MAÇÃS, MAMÃO, MANGAS, MELANCIA, GOIABA, CAQUI, *qualquer fruta que tenha uma boa polpa; corte em cubos de 2 centímetros, cozinhe com uma pitada de* SAL *na pressão, não deixe secar completamente; escorra e reserve o caldo. Para cada parte de fruta ponha 3 partes de* LEITE DE ARROZ, *bastante* CANELA EM PAU, NOZ-MOSCADA E RASPINHA DE LIMÃO, *e deixe ferver 40 minutos em fogo baixo e panela tampada. Engrosse com* ARARUTA *diluída em água fria, na proporção de uma colher de sobremesa de araruta para cada copo de massa. Quando esfriar ponha no congelador; bata de meia em meia hora com aquela mola de bater omelete, ou então no liquidificador, umas 5 ou 6 vezes. Sirva com* SEMENTES DE GERGELIM, CASTANHAS DE CAJU PICADAS, PASSAS, CASCA DE LARANJA SECA, FLOCOS DE AVEIA OU GERME DE TRIGO.

Sorvete de baunilha

1 barra de kanten ou
6 folhas de gelatina branca ou
1 colher de sopa de ágar-ágar em pó
1 xícara de castanhas de caju picadas
2 xícaras de suco de maçã quente ou
leite de soja ou
tofu batido com chá de stévia
1/4 xícara de melado
1/4 xícara de óleo de milho, ou
meio a meio óleo e tahine
1 colher de sopa de essência de baunilha
1 colher de chá de canela em pó
1 colher de chá de hortelã seca
1 colherinha de sal

Dissolva a gelatina no líquido; ferva, tampe e deixe engrossar 5 minutos. Bata a castanha de caju com o líquido restante para obter um creme. Junte os outros ingredientes e por fim o óleo, num fio, como se fosse para maionese. Deixe gelar, bata de novo, ponha no congelador.

ARROZ-DOCE

1 xícara de ARROZ INTEGRAL
4 xícaras de ÁGUA
2 MAÇÃS *sem casca, cortadinhas*
1 xícara DE PASSAS, AMEIXAS, TÂMARAS E/OU DAMASCOS *picadinhos*
1 pitada de SAL
CANELA EM PAU, NOZ-MOSCADA E CRAVO *à vontade*

Cozinhe 1 hora na panela de pressão, destampe e cozinhe mais, mexendo sempre, até dar ponto.

CHOCOLATE DE AZUKI DA BIA MORAES

250 g de FEIJÃO AZUKI
250 g de AMEIXAS-PRETAS
75 g de TAHINE
CASTANHAS DE CAJU *torradas e picadas*
SAL

Cozinhe o azuki por 2 horas, jogando água fria aos poucos, e no final do cozimento ponha 1 pitada de sal. Enquanto isso deixe as ameixas de molho em água morna, tire os caroços e leve ao fogo para fazer uma pasta; junte 1 pitada de sal também. Bata essa pasta no liquidificador com o azuki e devolva ao fogo, mexendo sempre até dar ponto (mais ou menos 2 horas). No final acrescente o tahine. Sirva com as castanhas de caju por cima.

CREME DE ARROZ

(para acompanhar doces e compotas de frutas)

É feito com o LEITE DE ARROZ, *que você coloca no fogo e deixa ferver com* NOZ-MOSCADA E RASPA DE LIMÃO *até a consistência desejada. Se quiser que engrosse mais depressa, use um pouco de gelatina* ÁGAR-ÁGAR.

Ovo de páscoa de arroz e azuki

É feito com ARROZ MOTI, que se encontra nas lojas japonesas; deixe de molho durante a noite, de manhã cozinhe na pressão com 3 partes de água para cada 1 de arroz durante 1 hora. Embrulhe num pano e soque com a mão do pilão durante uns 10 minutos para ativar o glúten que ele contém. Paralelamente cozinhe FEIJÃO AZUKI, bata no liquidificador e devolva ao fogo para apurar o ponto com 1 pitada de sal. E faça também uma PASTA DE MAÇÃ bem concentrada, que vai ser misturada ao azuki em partes iguais. Deixe esfriar. Abra a massa de azuki com maçã, recheie com moti e dê formato de ovo; ou vice-versa, o moti por fora e a pasta de azuki com maçã por dentro.

Surpresinha da Bia Moraes

Use 3 partes de FARINHA DE TRIGO INTEGRAL para 1 de ARARUTA, e 1 pitada de SAL; acrescente ÁGUA FRIA até ficar na consistência do lóbulo da orelha. Deixe repousar 1/2 hora com um pano úmido por cima. Estenda a massa bem fininha e corte quadradinhos. Recheie com 1 pedacinho de BANANA-PASSA e 1 de AMÊNDOA OU CASTANHA DE CAJU OU DO PARÁ, enrole, passe num prato de sementes de GERGELIM tostadas e cozinhe no vapor durante 30 a 40 minutos.

Mel de figos

Espere chegar a estação deles, que é no alto verão; compre um monte, descasque, parta no meio e ponha numa panela grossa com 1 pitada de SAL. Mexa de vez em quando. Ao perceber que soltaram toda a água, retire o bagaço e esprema bem. Deixe a calda apurar até mais não poder.

Farinha de tâmaras ou bananas

Bata no liquidificador, em partes iguais, TÂMARAS SECAS OU BANANAS-PASSA *com* FARINHA DE TRIGO INTEGRAL OU AVEIA EM FLOCOS, *e use nas receitas que quiser ou em mingaus.*

Pacovão de forno

Pacovão é como se chama a BANANA-DA-TERRA *em Manaus.*
Bananas bem maduras; lavar, colocar molhadas num tabuleiro, ligar o forno.
A partir de 40 minutos a casca fica preta e geralmente estoura, deixando sair uma calda amarga; lá dentro, a banana está amarelinha e muito doce.

Tapioca (ou beiju)

É aquela panquequinha branca meio puxa-puxa que o pessoal do nordeste e do norte come de manhã. Feita da GOMA DE AIPIM OU MANDIOCA, *que sai quando se rala e espreme a massa. Puro amido. Bom para estômagos sensíveis de manhã. Os pacotes de goma de tapioca são vendidos nas feiras nordestinas, custam barato e duram muito tempo na geladeira; mas a goma fresquinha tem um sabor especial.*
Peneire a goma direto na frigideira, sem untar, até formar uma camada grossinha. Bote fogo, baixo pra não queimar. Quando fica pronta ela solta sozinha do fundo. Vire, deixe mais um pouquinho, tire, coma pura ou com qualquer recheio. Tradicionalmente a tapioca leva COCO RALADO, *polvilhado em cima da goma na primeira botada.*

Tahine com mel

É o tipo da solução rápida para rechear sanduíches, panquecas, tapiocas. Misture 1 parte de TAHINE com 2 de MEL: pronto.

Balinhas de caqui da Carla Saboya

Ponha no fogo 1 litro de SUCO DE CAQUI puro, sem água; quando ferver acrescente 2 xícaras de ARARUTA diluídas num pouquinho mais de suco. Mexa até engrossar, junte 1 pitada de SAL. Assim que o creme ficar transparente tire do fogo e deixe esfriar.

Corte papel celofane em quadradinhos de 10 x 10 e recheie, colocando se quiser 1 PASSINHA no meio. Feche o embrulhinho com durex e ponha na geladeira.

Compota de mamão também da Carla

Esta compota de MAMÃO é com casca, caroço e tudo. Ela corta um mamão grande em fatias de 4 cm e ajeita na panela de pressão. Dilui 1 bolinha de MISSO (tamanho gude) em 1/2 copo d'ÁGUA (se não tiver misso, usa 1 pitada de sal) e joga por cima. Deixa no fogo alto até a panela chiar; abaixa, deixa mais 15 minutos. Abre, tempera com cravo, erva-doce, canela, e deixa em fogo baixo até concentrar.

Pronta? Esfria e vai à geladeira, para ficar mais gostosa no dia seguinte.

Aipim com melado

É das melhores coisas doces que tem. O AIPIM tem que ser fresco, quando cozinha quase desmancha; o MELADO tem que ser bom, de roça. Cubra um com o outro e pronto.

Pé-de-moleque safado

Toste na frigideira um bocado de sementes de GERGELIM claras. Quando estiverem no ponto vá pondo RAPADURA ralada por cima até grudar tudo. Deixe esfriar e sirva ali mesmo, comendo logo, que depois perde a graça.

Doce de batata com coco

Cozinhe BATATAS-DOCES na pressão, com um tiquinho só de ÁGUA e 1 pitada de SAL, durante 10 minutos; amasse; rale 1 COCO, reserve metade, a outra metade ponha de molho num mínimo de CHÁ DE STÉVIA e esprema pra tirar o leite. Misture tudo, leve ao fogo com pauzinhos de CANELA até dar ponto.

Doce de abóbora com coco

Faça da mesma forma que o doce de batata; a ABÓBORA deve ser das redondinhas, de preferência a japonesa, bem madura.

Maçã assada com mel

Esta é boa pra limpar os brônquios e fortalecer os ossos. Lave muito bem a maçã; tire cuidadosamente o miolo com uma faquinha afiada, sem furar o fundo. Encha de mel. Ponha numa cumbuquinha e cozinhe em banho-maria durante 20 minutos na pressão ou 40 em panela tampada.

Outras receitas

você encontra no Prato Feito e no Melhor da Festa, que também fazem parte do nosso repertório lítero-culinário.

Mas receita é cultura geral, serve somente para a sua informação. Na hora h o que conta mesmo é presença

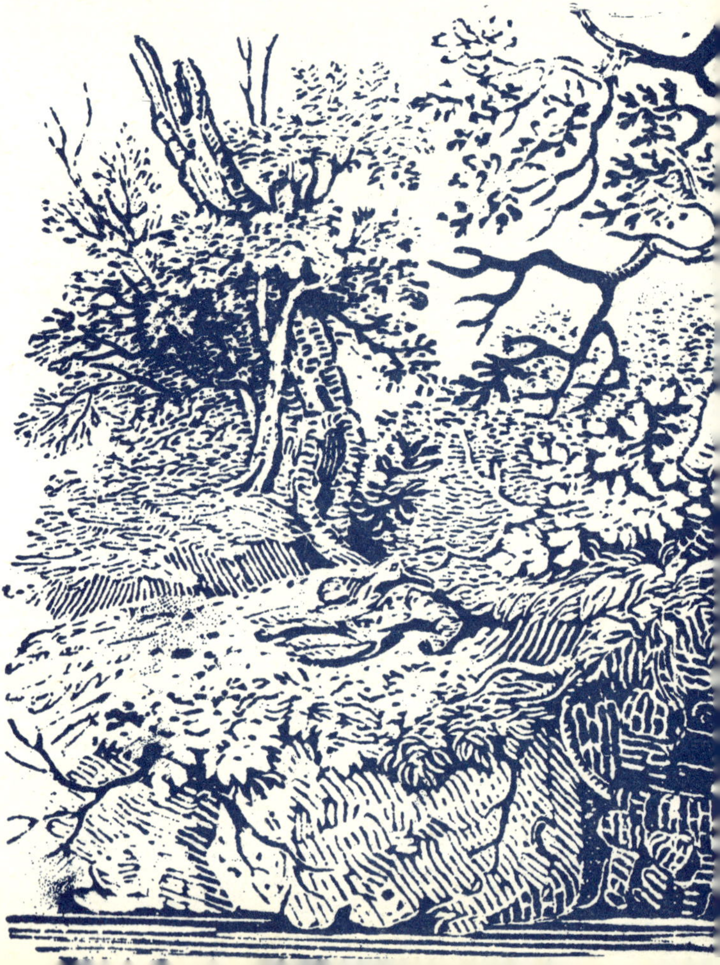

de espírito, bom senso, intuição.

Pelo amor de Deus, não comece a fazer bolos e pudins todo dia! Vá com calma!

Como? E se der água na boca?

Ora.

Se der água na boca, você cospe.

Ou então, engole.

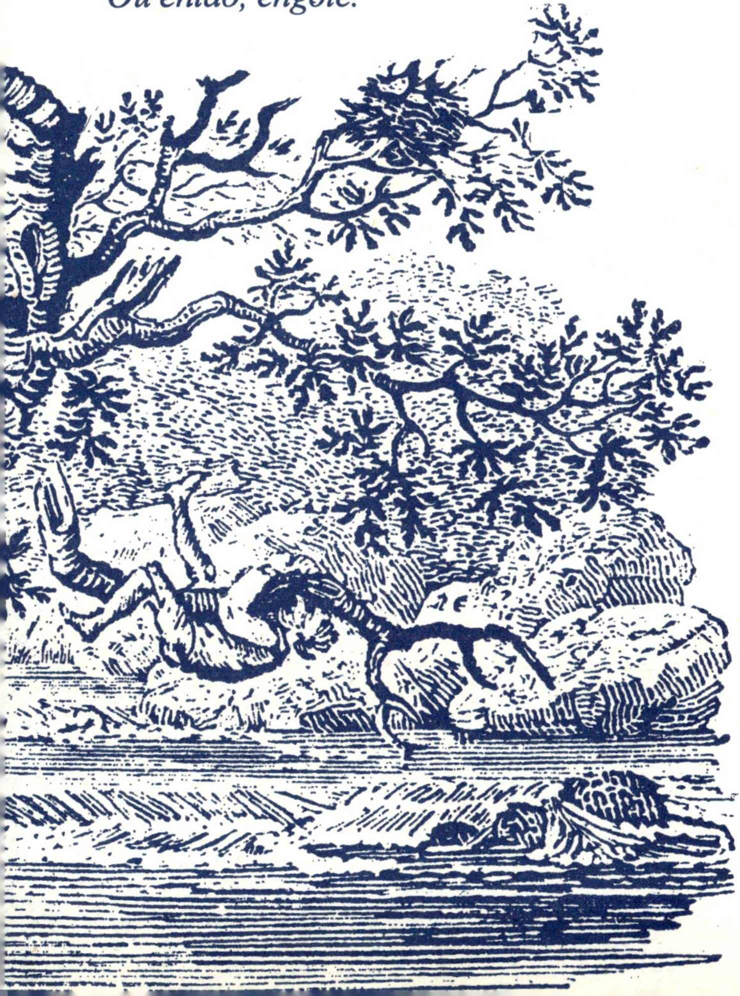

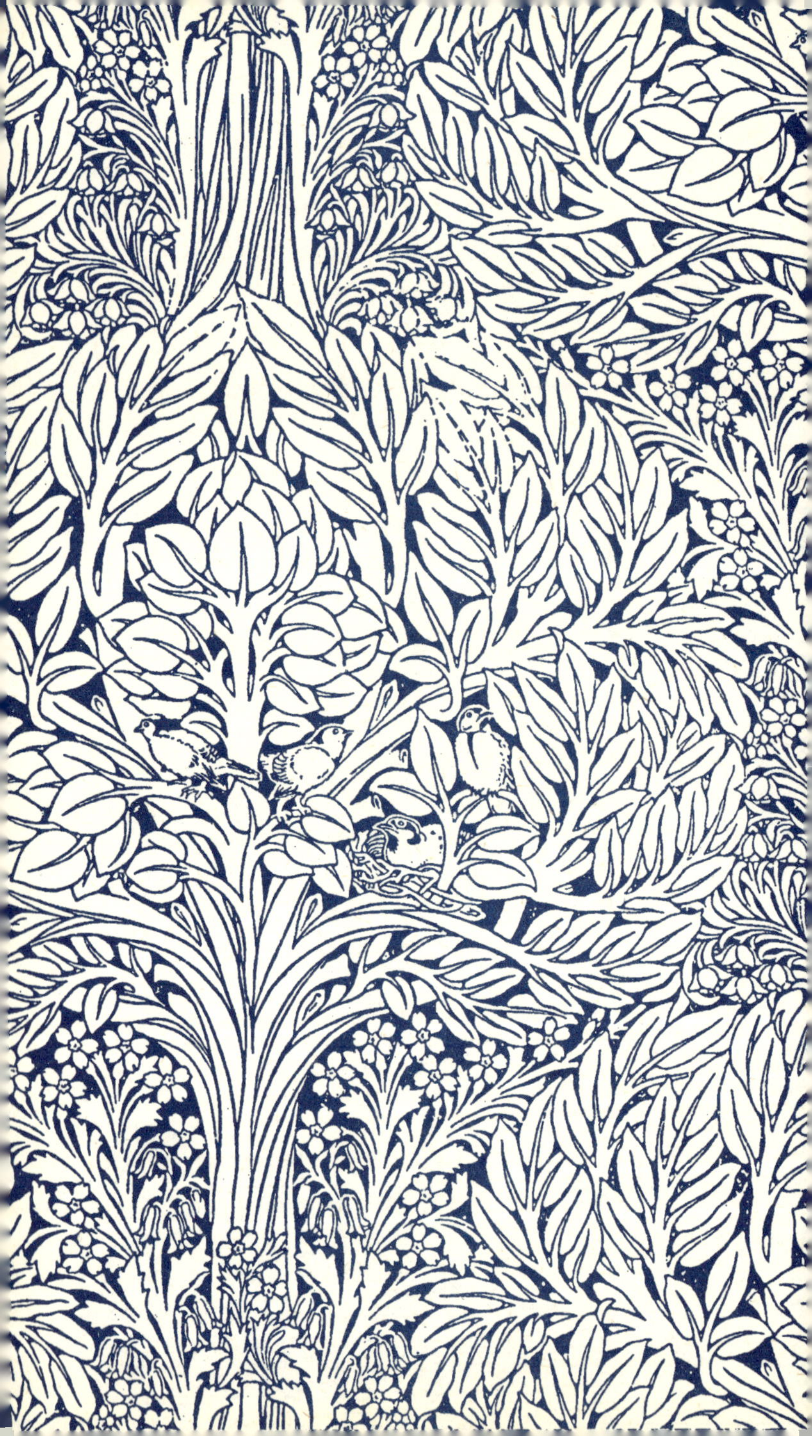

Idéias

Lenda, é? Pois sim 5
O grande descobrimento 8
Era droga mesmo 10
Tremenda fofoca 13
Não se pode viver sem açúcar 16
Brasil, 1996 17
Comecei a me viciar 21
Açucrólatras anônimos 25
Você sabe que uma coisa vicia 27
Fome é sinal 29
A saúde é subversiva 32
Só para mulheres 33
Só para crianças de nariz escorrendo 35
Só para casais desajustados 36
Só para quem sabe que come açúcar por carências emocionais variadas ... 37
Só para quem pensou em cáries 38
Só para quem é domador de circo 40
Só para festinha de criança 41
Só para quem fuma 42
Só para quem bebe 43
Só para quem gosta de baseado 44
Só para quem é viciado em cafezinho 46
Só para quem tem medo de colesterol 47
Só para quem já está diabético 48
A dieta natural para o diabético 52
Olho vivo 60
Qual o doce que era mesmo mais doce? 64
Dicas 70
Biografia & notas 114

LEITES..72
Leite de arroz
Leite de aveia
Leite de castanhas e sementes
Leite de coco
BISCOITOS..73
Biscoitos de manteiga de amendoim
Biscoitos de tâmaras, nozes e coco
Biscoitos de mel
Biscoitos de lanche
Biscoitinhos fritos
Biscoitos de gengibre
Biscoitos de gergelim
Bolachinhas de coco da Bia Moraes
Bolinhas de tâmaras e gengibre
BOLOS..77
Bolo simples
Bolo Lima Ohsawa
Bolo de 8 horas
Bolo de aipim com coco da Joana Padilha
Bolo com ovos
Bolo de chocolate
Bolo simpático da Bia Moraes
Bolo de tapioca também da Joana Padilha
Bolo de cacau da Carla Saboya
Bolo de fubá também da Carla — com coco
PÃES, PANETONE E MUFFINS..82
Pão de mel do Elias e da Marly
Pão de banana
Pão com leite de soja
Pão doce com misso
Pão doce de cebola
Panetone
Muffin da Bia Moraes
Pão Doce, de Carlos Sandroni
MASSAS, PASTÉIS, PANQUECAS &TORTAS..88
Pastel de forno
Panqueca com ovo
Panqueca sem ovo
Massa folheada
Strudel de maçã
Torta de maçã

Torta de ricota ou tofu
Torta de abóbora com maçã
Baklava de caju
Pizza doce
CREMOSIDADES GELADAS *96*
Manjar branco de Luís Paulo e Bárbara
Creme de banana
Paveia
Curau de milho verde
Creme de milho com coco
Pudim de pão
Gelatina de algas / kanten / ágar-ágar
Mousse de frutas
Mousse de goiaba
Manjar de cacau
Gelatina de melancia com ameixas da Carla Saboya
Pasta de frutas
Creme de banana com tofu da Carla Saboya
Creme de aveia
Sorvete de frutas da Bia Moraes
Sorvete de baunilha
MISCELÂNEA *103*
Arroz-doce
Chocolate de azuki da Bia Moraes
Creme de arroz
Ovo de páscoa de mentirinha
Surpresinha da Bia Moraes
Mel de figos
Farinha de tâmaras ou bananas
Pacovão de forno
Tapioca (ou beiju)
Tahine com mel
Bolinhas de caqui da Carla Saboya
Compota de mamão também da Carla Saboya
Aipim com melado
Pé-de-moleque safado
Doce de batata com coco
Doce de abóbora com coco
Maçã assada com mel

Tenho 48 anos. Nasci em São Paulo, vim ao Rio passar um fim de semana em 66 e estou aqui até agora. Fui jornalista na Abril, trabalhei com teatro, música, fotografia, viajei bastante, editei histórias em quadrinhos na Rio Gráfica e relancei o Gibi Semanal, mudei para o sítio, escrevi muito roteiro de Recruta Zero e Emília, traduzi até histórias de terror. Aprendi a cozinhar, costurar, fazer sapatos. Voltei para o Rio e vivi de fazer roupas em couro durante 2 anos, aí resolvi escrever de novo. Sobre saúde. Publiquei 12 livros desde então.

Newton Montenegro de Lima nasceu em 1946, Rio de Janeiro. Criou-se em Copacabana, começou a desenhar na Fundação Penteado, São Paulo, formou-se programador visual pela Escola Superior de Desenho Industrial, trabalhou no escritório de Aloisio Magalhães, viajou pelo México, ensinou na Universidade de Pernambuco, desenhou muito em Manaus. Trabalhou mais como free-lancer.

Um dia conheci o Newton, ele me mostrou uns livros, me emprestou outros, ficamos amigos. O Prato Feito nasceu daí. A forma comentando o conteúdo, o conteúdo sendo discutido, a forma se alterando. Neste Sem Açúcar conversamos quase tudo pelo correio, que Newton estava em Manaus. No final quase publicamos as cartas em vez do livro. Fizemos juntos, ainda, Deixa Sair, O Melhor da Festa, Inhame Inhame, Boca Feliz e os volantes Pense Nisso, Coma e Ame, Mais Algas.

Newton morreu inesperadamente em janeiro de 91, quando começava a se envolver com computação gráfica na PUC do Rio de Janeiro, onde era professor; à universidade foi doado seu farto e delicioso acervo bibliográfico, de onde saíram as ilustrações deste e de outros livros.

As dançarinas são das montanhas Hoggar, Norte da África, Neolítico. A ramada das guardas é da revista Studio, Londres, 1893. O retrato de Eva tentada pela serpente é de um incunábulo alemão, século 14, as capitulares também são alemãs, Renascença. O pescador, o bêbado, o sítio cheio de aves, o diabo fazendo fiau, o dito regendo um coro de infelizes, o bilunático, as vinhetas das receitas e o mergulhador do final são xilos do mestre inglês Thomas Bewick, século passado. A cana-de-açúcar é de um anúncio de indústria metalúrgica saído na revista IstoÉ, 1980. Os ferros de final de capítulo são da edição Caxton — 1485 — do romance Le Morte Darthur, sobre a Távola Redonda. Os sinais de destaque são da estamparia hindu. As mãozinhas da Usaid foram cortesia do consulado americano. A criança libadora e a dentadura são vinhetas francesas de metal da Deberny Peignot, fim de século. O rótulo de refrigerante é contemporâneo. O retrato em tamanho natural do morcego Hypsignatus monstrosus é da enciclopédia Collier's 1970. A moça carregadora de leite é marca registrada da Nestlé. O retrato de Édipo conversando com a Esfinge é grego, antigo. O examinador de proveta é de um anúncio de Preparado H, anos 60. O desenho dada das engrenagens de despertador é de Zurich, 1919. A moça que levanta ligeiramente a sobressaia veste-se à moda de 1860, segundo um Eu Sei Tudo de 1922. O menino quadriculado é do tratado de proporções de Dürer. O casal desajustado — no original eles se olhavam — e o hipopótamo ansioso têm em comum também serem do Eu Sei Tudo. Os retratos de Francisco Carlos José, ungido Rei de Roma ao nascer, e de seu pai Napoleão Bonaparte, mais a orelhinha e o pâncreas, são do Larousse de 1932. A partitura do samba bossa cujo nome deu origem ao deste livro é de São Paulo, 1967. O retrato da Centopéia conversando com Alice é de John Tenniel, Inglaterra, século passado. Os Sobrinhos do Capitão aparecem na versão de Rudolph Dirks, 1929. O índio fumante de cachimbo é de uma etiqueta de comerciantes de tabaco, Londres, 1920. O europeu tomador de rapé é de Wilhelm Busch, Alemanha, século passado. A palmeira é de M. C. Escher, 1933. A quase rosácea da dieta para o diabético e a que orna estas páginas se originam de esquemas religiosos hindus e, no livro Prato Feito, propõem uma possível organização do universo dos alimentos. O tronco da moça Angelfood MacSpade (Comida-de-Anjo d'Espada, spade sendo também pejorativo para negro) foi pirateado de Robert Crumb, via Bijou Funnies, Chicago, altos anos sessenta. A máscara japonesa é de teatro nô. A colméia no jardim saiu numa revista americana de iê-iê, mas parece mais antiga. Os horizontes de Brasília foram copiados por Branca, 7 anos, e Alice 6. Muito obrigado a todos. Cabe acrescentar que grande parte das reproduções resulta de processos xerográficos. NML

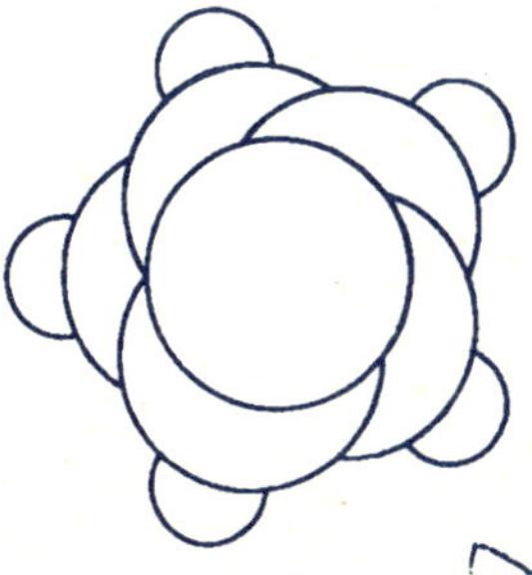

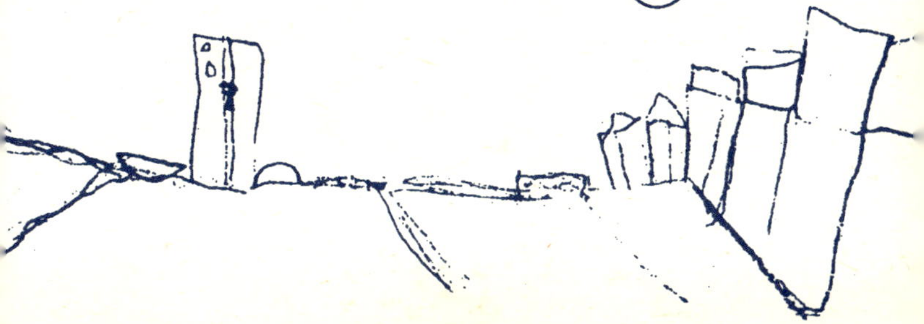

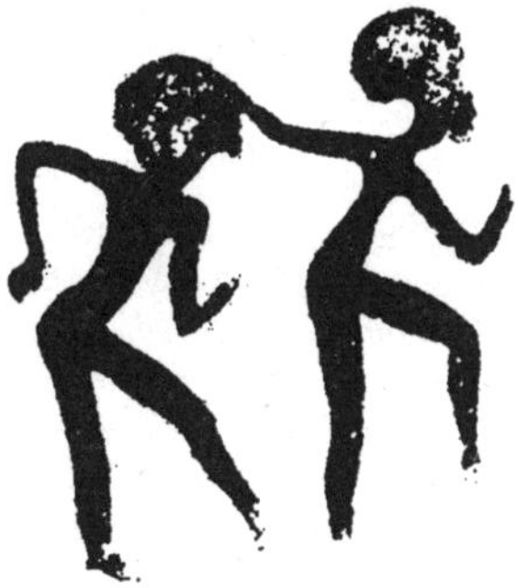